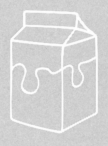

乳癌與牛奶

掌握食物與生活方式的十大要素，減少乳癌發生率！

珍·普蘭特 教授——著
Jane Plant

郭珍琪——譯

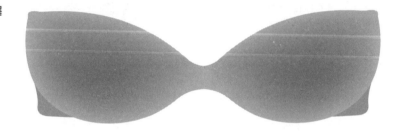

YOUR LIFE
in YOUR HANDS

Understanding, Preventing and Overcoming Breast Cancer

晨星出版

推薦序一
終結癌症，原來這麼容易
/姜淑惠 醫師
創立無著健康之道

　　廿多年前，我曾發表有關「重建對牛奶的正確認識」論文，如今已在網路上廣爲流傳。當時引起一陣駭人聽聞的波瀾，民主社會，容許異己，本不足爲奇。然能否禁得起時間的考驗，粹鍊成眞理，凝聚成共識？

　　近日晨星出版社轉寄英國皇家科學院士珍·普蘭特教授的書文稿：乳癌與牛奶。索序於我，自慚陋劣，何堪此任？仔細翻閱細讀後，有巧遇知音的驚歎，更有同一鼻孔出氣的共振。

　　試想一個地質科學家，在五至六年間，從乳癌第Ⅰ期，發展到反復不斷地復發與轉移的末期，在完全接受乳房根除手術及無數次地化療、放療後，卻被宣判生命僅剩三個月存活。委實走到「山窮水盡已無路」，非「疑」無路的生命盡頭處，突然自己福至心靈地憶念起，昔日在中國農村做地質田野研究時，鮮少聽見村民有罹患乳癌的場景，依循這個線索，徹底地改變自己的「飲食及生活方式」，尤其全面斷除乳製品及動物性來源的蛋白質及脂肪，不可思議的發現，在幾週內轉移到脖子的淋巴結，竟然逐漸縮小，乃至於完全消失。此刻自己毫無疑問地踏上「柳暗花明又一村」的璀璨之旅。

　　如今她已健康地存活十四年以上（從一九九三年至二〇〇七年，

英文版第四版出刊），基於科學家審議論文資訊的訓練，她大量參閱相關論文，又能把深奧複雜的眞理，轉換成簡明易懂的文字，書寫出版。對於普羅大眾的通識教育，尤其乳癌等的防治，無疑提供一盞明燈，減少許多無謂的口舌爭辯與似是而非的偏邪認知。萬萬沒料到，能成功地讓難纏的癌症，終結其復發與轉移，劃上休止符者，竟然是一種顛覆「習以爲常」的飲食觀念與生活態度。不免令人興起陣陣「踏破鐵鞋無覓處，得來全不費功夫」的長歎！

在我執行醫務工作的經驗中，常遇到許多「指鹿爲馬」的事例，諸如：

（1）癌症患者在接受化療、放療時，常被要求必須攝取大量動物性、高蛋白質及高熱量的油脂、鮮奶等。

（2）被嚇阻不可攝取生鮮的蔬菜、芽菜、甚至水果，恐有病菌、增加感染等。

（3）乳癌患者常被禁止攝取大豆製品、豆奶、豆腐……，因爲豆類含有豐富大豆異黃酮，會誘發乳癌復發……。

我聽了眞是感到啼笑皆非、悲傷與哀歎，常處於難言之隱的困境中。本書的出版，無疑是撥亂反正的針砭，更是作者落實「己溺人溺，己癒人癒」的同理心。且讓我隱忍多年的心聲，終於得以一吐爲快。

但願從事醫療工作的醫師、護理人員、營養師、藥師，以及掌握媒體資源的記者、公眾人物、老師……，都能因爲閱讀本書而得以把「正見」傳播於病患及社會廣大群眾，是所至期。最後隨喜出版單位的擇法眼力，讓好書能粉墨登場，利益群生。

補記

編輯捎來Jane Plant女士離世的噩耗，盼望能再製緬懷版以為紀念，再度問序於我，想想自己能有什麼綴語莊嚴版面？

其一：佩然者

試想一位正值盛年（四十二歲）罹癌，七十二歲謝幕的生命，三十年間，從重病，命在垂危 ，如何走過重重難關 ，我在一次次地閱讀中，吸吮著身歷其境的真實感。

能閱讀紙本，尤其在手機滑過的世代中，彌足珍貴！

作者本著地質學家，貼近真實，逼近真理的的心態與訓練，鑽研再鑽研，剖析再剖析，眾裡尋他千百度，只緣一個關鍵悟處：「遠離奶製品」，從此生命有了大轉彎。

至少往後二十至三十年，一直處於健康、活力充沛、熱忱四射的狀態，為民眾的健康，預防癌症，四處奔走，著作等身……

她持續用深入淺出的語彙，分享「知易行易」的方式，傳遞並建構「癌症是一種慢性病」的見解與常識，期盼透由LOHAS（樂活）來實踐永續健康的身心生活為標竿，並蔚為風氣。真令人敬佩！

二 ：警策者

她的突然過世，乃因為血栓的意外， 或腦血管或心血管或肺……不得而知。

挺過癌症的難關，何以落入另一個陷阱 ？這說明停經後婦女的另一個危機：心及腦血管病變的增加，不可不加以留意 ！因為當女性荷爾蒙的分泌減少，相對地血中LDL-C（低密度膽固醇）會上升，

進而增加體內血栓的形成機率，衍生不可防患的意外。

　　女性荷爾蒙，真是一把雙刃刀，拿捏得宜否？為此具有莊子中「庖丁解牛」的智慧養生觀，委實值得再三琢磨。

　　蓋棺論定，或許言之過早，但是——

　　哲人日已遠，典型在夙昔，您當之無愧！

　　一世三十載，您真的不枉，世間走一遭！

姜淑惠 2017/11/28

推薦序二
你可以不喝牛奶與食用牛奶類產品

/李德初 醫生

外科、急診醫學科專科醫生
英國萊斯特大學研究所
美國功能醫學研究所
華夏書院輔助替代與自然醫學研究所所長
中華自然醫學會會長

「食用奶類製品愈多的國家，其民眾罹患乳癌的比例相對的提高、死亡率亦高，原因跟乳糖酶有關。」這是Gaskill, S.P., McGuire, W.I. 等教授在1979年《癌症研究‧美國乳癌患者的飲食與死亡率》（Cancer Research., Breast Cancer Mortality and Diet in the United States）》所發表的內容（取自美國癌症研究中心資料）。

其實，不止是乳癌與前列腺癌，牛奶類食品大多亦跟骨質疏鬆、過敏以及糖尿病有關。

牛奶中如存有牛白血病病毒（Bovine Leukemia Virus，簡稱BLV）這些國家的人類其淋巴病毒（Human Lymphotrophic Virus1，簡稱 HTLV 1）也會跟著流行。據統計，牛群中血癌病毒流行率高的國家，包括美國及日本，居民患有血癌病毒的比例也較高。醫學期刊《刺胳針》（The Lancet）在1974年如此報告。

珍‧普蘭特教授（Prof. Jane Plant）罹患乳癌，經過治療後還是又複發好多次，但按她研究出的結論——採用中國農村式的生活飲食，不再食用奶類產品後，乳癌居然完全癒痊了，不但完全沒有癌細

胞，更又活了廿多年！

　　她是地理化學的博士、教授，她的著作不止《乳癌興牛奶》（原文書名為 Your Life In Your Hands），更有原文尚未翻譯成中文的──《抗癌之戰：如何再次掌握健康與生活》（Beat Cancer：How to Regain Control of Your Health and Your Life, 2014）；《環境污染與人類健康》（Pollutants, Human health, and the Environment edited, 2012）；《戰勝壓力、憂鬱與低潮》（Beating Stress, Anxiety, and Depression, 2008）；《為健康而吃：茹素計畫》（Eating for Better Health: The Plant Programme, 2005）；《認織、預防興戰勝前列腺癌》（Prostate Cancer – Understand, Prevent And Overcome, 2004）；《認織、預防與戰勝骨質疏鬆症》（Understanding, Preventing And Overcoming Osteoporosis, 2003）；《茹素計劃》（The Plant Programme, 2001）。這些書籍都是對抗癌、健康與環保很有幫助的書。因此，她取得很多榮譽，甚至獲英國女皇頒布爵位。

　　因為非常值得閱讀收藏，此著作又再版，是紀念版。紀念Prof. Jane Plant 珍.普蘭特教授，我的萊斯特學姊，因藥物性血栓而過世。她戰勝了乳癌，直到最後都不再複發。

　　願這本好書可幫助更多人戰勝乳癌！是她的畢生心願！

李德初 2017/11/30

第四版序

現在是二○○七年，經過我徹底改變飲食和生活方式之後，我那不斷復發的乳癌消失至今已邁入第十四年。儘管當時經歷乳癌根除術、三次進一步手術、三十五次放射治療、誘導更年期的卵巢放射性照射和幾次的化療法治療後，我的癌細胞還是擴散到脖子上的淋巴結，我的醫生判定我只剩下幾個月的生命。然而，我想起當年我以科學家身分前往工作的一個中國農村，那兒很少有人罹患乳癌。基於這一點，我改變我的飲食和生活方式，結果讓每個人都感到不可思議，而我必須承認，這其中也包括我自己，我脖子上的癌細胞腫瘤在幾個星期內竟然消失不見了。

從那時候起，我就再也沒有復發過。現在，我每年在查令十字醫院（Charing Cross Hospital）的例行檢查，更著重在飲食與生活方式，而不是著重在對癌症的追蹤。

我曾經和一些資深的醫生談過，他們告訴我，他們從未見過像我病得那麼嚴重卻能康復的人，也對我寫的書深感懷疑，直到遇見我本人。

從我個人以及其他遵循我的飲食和生活方式的女性經驗，我寫了《乳癌與牛奶》一書，此書於二○○○年初版。透過來自世界各地給我的回應，我意識到，我的飲食與生活方式對治療其他癌症也有效果，例如卵巢癌、子宮內膜癌、食道癌和大腸癌。

在我寫這本書的研究過程中，我留意到，引發乳癌的因素也可能會引發前列腺癌，於是在二○○四年我寫了《前列腺癌：瞭解、預防與克服》（*Prostate Cancer: understand, prevent and overcome*）這一本

書，現在已發行第二版。

自從七年前這本書第一版發行後，有愈來愈多的科學證據支持本書的論點與建議。值得一提的是，除了媒體緊咬著本書一或兩個最聳人聽聞的建議──「杜絕乳製品」和「減少暴露於干擾激素與仿激素的化學物質環境」──本書還分別探討食物與生活方式的十大要素。

新的科學證據包括著名研究專家的發現，乳癌和大量攝取乳製品與鈣質有關。而且，目前也有愈來愈多的證據指出，乳癌和體內含有大量一種名為IGF-1（類胰島素生長因子第一型）的化學傳輸因子有關，而這和本書提及的食物因素，特別是與大量攝取乳製品、反式脂肪和精製碳水化合物，以及較少攝取蔬菜和水果的飲食息息相關。同時，也有許多證據表明，大量雌激素的飲食與乳癌也有關聯，本書將指出一些主要的危險動物性雌激素膳食來源，而這也打破一般人對大豆的迷思，其實大豆富含具有保護力的植物雌激素。

另外，證據顯示，飲食中適當平衡的油脂也是很重要的；同時有愈來愈多的證據顯示，攝取人造的維生素和礦物質，包括高劑量的維生素C或鈣並不利於對抗癌症。此外，乳癌與致癌化學物質有關的證據也有日益增加的趨勢，例如農藥的成分。

最近發表的科學文獻之所以紛紛證實我書中的理論與建議，並且指出這些作法是最完善的基礎，並非我具有預知的能力或是聰明過人，而是因為我的書是根據同行審議的科學研究文獻。由於我受過科學訓練，因此我看得懂以科學速記用語發表的資料，那些是科學家們用來與同行溝通的術語。之後，我將之譯成簡單易懂的英語，好讓廣泛的讀者群可以瞭解。

此外，我還可以分辨那些經由既得利益集團，例如乳製品或製藥廠商所贊助的偏頗研究報告。目前許多單位，包括《英國醫學雜誌》（BMJ），都很認真地看待既得利益團體對醫療研究的影響力。《英國醫學雜誌》現在要求任何文獻發表的作者必須聲明其研究經費的來源，或者其他潛在的利益衝突。基於這個原因，本書中許多參考文獻是出自《英國醫學雜誌》，其中也有提及我們對食物的偏見和誤解。加州戴利市西頓醫療中心乳房外科部門主任羅伯特・克雷德吉安（Robert D. Kradjian）在他的著作《從乳癌中重生》（Save Yourself from Breast Cancer）聲明其中的問題：

「這個問題顯而易見。大部分多樣化、需求度高和有利可圖的食品供應，都被認為是危險的。然而，提供這些食物和因銷售這些食物而致富的人並不想讓你知道這一點。他們大方地贊助那些支持他們，並且願意繼續支持他們產品的科學家。如果那些科學家突然改變心意，並且嚴格地挑戰他們食品的安全性，可以確定的是，那些來自食品廠商的贊助會立即消失。」

那我們要相信誰呢？那些沒有來自食品經濟利益和具有世界科學背書的文獻？或者那些設計有缺陷，卻獲得食品工業數百萬美元經費贊助可是並沒有嚴格把關的文獻？決定權在你手上，而你的健康則完全取決於你的決定。

可喜的是，一直以來許多醫學專家和科學家都非常支持我的著作，而且在二〇〇五年，英國皇家醫學會授予我終生會員資格。據我所知，目前許多醫生會推薦我的書，給他們罹患乳癌與前列腺癌和其他類型癌症的患者——包括大腸癌。因此，我應邀至醫學協會與癌症支持團

體演講的次數愈來愈多，而且我從那些場合得到非常正面的回應。

第四版的《乳癌與牛奶》重點在於提供你最先進的科學治療新知。首先我將探討正統醫療診斷的最新發展，以及乳癌和卵巢癌的治療方法。之後，我會解釋癌症是什麼，用簡單、平易近人的語言說明，而不是一些侵害我們身體之類的可怕用語，癌症只不過是我們身體細胞在不正常的運作下，進而失控的一種症狀。

接著，我會繼續說明關於食物、飲料與環境含有生長因子、干擾激素與仿激素的最新研究發現，我相信這是西方國家的乳癌和卵巢癌病例之所以激增的一大因素。我將進一步討論我們飲食中那些預防癌症的物質，並且提供一些簡單與實用的建議，關於如何降低罹患乳癌或卵巢癌的風險，而這些建議也有助於治療已經罹患這些疾病的患者。我也會再次探討利害關係的議題，例如製藥廠商與醫療臨床醫生之間的關係，以及新聞媒體未能嚴格把關那些來自既得利益集團，例如乳製品工業所贊助的偏執且草率的科學研究資訊。

最後，我向讀者保證，我是利用個人的時間撰寫這本書，完全不受任何既得利益集團的影響或贊助。而且我盡力確保本書內容建基於科學基礎之上，盡我所能貢獻我的知識、客觀的態度與權威性，並且不受任何商業、政治或其他類似的影響力所干預。

序

　　這本書來自我與那些數以萬計想找答案的女性朋友談話後的心得與結果。

　　乳癌是一個令人百思不解、恐懼的主題。在尚未戰勝乳癌之前，對於一個曾經五次發病，而且一次比一次嚴重，最終蔓延到淋巴系統的我而言，絕對能體會那種害怕的心情。雖然乳癌這個話題令許多女性驚恐，不過本書並不可怕，相反的，這本書會帶給你具體的力量與樂觀的態度，這是一個充滿希望的故事。

　　過去幾世紀以來，西方女性在許多領域都有驚人的發展。現在，我們有權利投票，可以決定管理家庭的方法，並且確保兒童的高存活率，以及我們可以自由地選擇我們想學習的科目，與男人一起接受教育。儘管我們擁有這些令人折服與難得爭取來的權益，但今日乳癌這個「流行病」正危及到我們的健康，威脅到我們婦女和母性最具代表性的象徵，甚至它也正如某些疾病一樣，危害到我們的生命。

　　事實是無情與令人感到震驚。癌症是成年婦女（年齡介於25—75歲）主要的死亡原因：乳癌更是其中最大的殺手。你認識的十個婦女之中，很可能就有一個人會罹患乳癌（希望那個人不是你）。然而，這些過時的統計數字實際上低估了這個問題的嚴重性，因為受到乳癌波及而影響到生活的人數遠遠超過統計數字：當包括患者本身及其配偶、兒女、母親、父親、朋友、同事和親人，他們的生活都籠罩在這個疾病的陰影之下，之後，我們才開始意識到，原來我們面對的竟然是一個現代產物下的禍害。在西方國家中，幾乎沒有人會認為自己可

以免於受到這個疾病的衝擊，事實上，環境愈富裕，問題反而更糟糕。其他大多數的疾病都是發生在相對貧窮，而不是比較富裕和教育程度較高的族群，不過乳癌和前列腺癌則不同，它們主要影響的族群多數為社會經濟程度較高的人。在中國，乳癌甚至被人們戲稱為「貴婦病」，因為它大多發生在遵循西方中產階級生活方式的婦女身上。

長久以來，婦女已不假思索地接受乳癌是難以避免的，因此默默承受，對於預防措施更是消極以對，並且認為這種每十名就有一名婦女深受其害的疾病，實在是難以預防或感到束手無策。而且，我們絕大多數的醫療、科學、行政與財務資源都投注在檢驗與治療方面，而非在預防這種可怕的疾病。

你在本書中即將閱讀到的內容將會不同於一般資訊。

我認為所有的婦女都有權利知道最有效的資訊，好讓她們可以為自己做出明智的決定。本書的目的就是告知你明確易懂的重要資訊，協助你大幅降低罹患與死於乳癌的風險。大多數婦女其中一個最大的挫折就是不知該如何自助，我們都知道，如果我們抽菸，我們罹患肺癌的風險就會提高，如果我們做太多日光浴，我們罹患皮膚癌的風險就會增加，所以我們可以自行選擇是否要讓風險提高。然而就乳癌而言，我們往往感到迫於無奈，因為我們幾乎不知該如何保護自己。雖然我們被告知許多關於引起乳癌的危險因子，卻無法將方法落實在實際的行為上，而這反而使我們更感到無能為力。

本書首開先例，提供給所有婦女一個令人信服的最新證據，指出造成乳癌的根本原因。我希望婦女朋友們可以將本書的資訊運用在自己或至親好友身上，以預防或治療這個疾病。本書也有許多來自我個

人經驗的實用資訊，針對如何面對該疾病，包括診斷與治療等非常實際的面向。此外，從我的研究中我留意到，大多數關於前列腺癌的資料，其結論和乳癌的形成原因與療法有許多相似之處。我猜想閱讀本書的女性也會將這份關懷擴及到身旁的男性，因此，我在本書中加入一些前列腺癌的資訊。另外，你也會發現一些如何改善環境的建議，透過改變我們的價值觀與行為模式，以及高風險族群，我們可以減少暴露在導致這些疾病的環境下。

這本書記錄我日益嚴重五次乳癌發病的歷程，以及敘述我如何應用過去身為科學家所接受的訓練，來克服這個疾病與治療過程。過去的科學訓練教會我觀察與記錄一切，去除片面的資訊，並且從不相關的資訊中找出相關之處，從荒謬的理論中找出合理之處，並且不斷地問那兩個科學最核心的問題：為什麼與如何發生？我相信，這本書包含上述那兩個關於乳癌問題的解答。

如果這本書早在我第一次被診斷出罹患乳癌的前兩年問世，我敢肯定，我一定不會罹患這個疾病。我衷心盼望，你可以將本書的資訊靈活地運用在你個人的生活上，將本書的內容發揮到淋漓盡致。

由衷地祝福你。

珍‧普蘭特 Jane Plant

目次

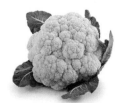

CHAPTER 1

帽子、巨蟒與科學家

在這個章節，我將向你解釋乳癌的來龍去脈。身為一個自然科學家，我對乳癌這個問題的看法與其他醫生和正統醫學研究人員迥然不同。接著，我會解釋我如何應用我所接受的訓練與經驗，來面對所有乳癌患者都會經歷到的正統治療過程，其中包括手術、放射治療（俗稱電療）與化學治療。我會清楚明白地解釋這些治療方法，並且提供許多實用的秘訣，例如避免或儘量減少化療期間的掉髮現象。在這個章節，我會盡力做到讓你感覺如同有一位關心你的好朋友，指引你通往隧道盡頭的那一道光芒。

科學家們經常被人們視爲是怪人。

事實上，科學家們的確是與眾不同，我們就是被訓練成爲如此。讓我用我給某大學新生們第一次演講時所用的故事來說明我想表達的意思。故事來自一本很精彩的童書，你也許早已熟知其中的內容：聖‧修伯里（Antoine de Saint-Exupery）的《小王子》。在這本神奇的書中，主角飛行員在小時候畫了一幅畫，一條巨蟒正在消化一隻大象，可是當他將畫作拿給大人看，並且問他們是否被圖畫嚇壞時，大人反問爲什麼他們會被一張帽子的圖片給嚇到。然而，最優秀的科學家就是具有這種可以看見那頂帽子，就瞭解是一條巨蟒正在消化一隻大象的能力。

來看幾個著名的例子，你就會更明白我的意思。是什麼樣的人看到蘋果從樹上掉下來便好奇心大作，想知道到底是什麼力量讓蘋果掉到地上來，而發展出地心引力概念？

另一個例子，是什麼樣的人會將一片塗有感光劑的玻璃片與一片花崗岩一起放入抽屜，之後，當他留意到感光劑似乎被來自花崗岩的「放射性元素」破壞後，他並不是隨口咒罵一番後就將之丟棄？而是

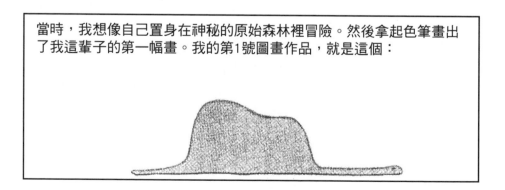

當時，我想像自己置身在神秘的原始森林裡冒險。然後拿起色筆畫出了我這輩子的第一幅畫。我的第1號圖畫作品，就是這個：

去推論未知的粒子與放射線是來自那顆岩石，因而發現了放射現象。

再舉一個例子。是什麼樣的人試著在培養皿中培養細菌，然而卻發現該實驗已經「發黴」卻沒有直接丟掉？取而代之，他仔細地觀察與檢驗後發現，這些真菌內的某些成分殺死了細菌，他因而發現了青黴素，進而奠定了現代抗生素的發展基礎。

以上這三位人物分別是牛頓、貝克勒爾（Henri Bequerel）和佛萊明爵士（Sir Alexander Fleming），他們看事情的角度與別人稍有不同。然而，就是這種以不同觀點或角度來看待類似情況的態度，使得科學家在許多人的眼裡多少都有點古怪。不過某些時候，這種態度會讓我們在對大自然的瞭解上有重大的突破與進展。

像具有創意科學家一樣的思考方式是一種心態，不是光靠訓練或教育就可達成的境界（雖然要知道與瞭解更多的知識與證據，才可能貢獻出一些全新的創意是無庸置疑的）。

本書看事情的觀點不同於以往。幾十年以來，婦女們都活在乳癌這個死亡率持續攀升，且具有毀滅性疾病的陰影之下；同時，治療過程涉及切除手術與放射性或化療法後可怕的副作用更令患者憂心沮喪。我們唯一的希望就是但願有足夠的研究經費，期望未來真有一天可以發現確實有效的治療方法。然而，遺憾的是：這一天的到來可能是一條漫漫長路。

在這本書中，我要帶你踏上一段旅程，其中有一部分是我個人的故事，關於我經歷五次乳癌復發，最終戰勝乳癌的學習經驗。不過，這個故事的主旨，我們將以是以全新且不同於以往的方式來看待、瞭解與治療這個疾病。

我希望這本書能達到兩個目的。第一，我期望對讀者有實質的效益，本書內含直截了當的忠告和簡單明瞭的生活方式建議，對每位婦女在降低罹患乳癌的風險方面都有實際的幫助。如果你正好是那位十分之一罹患乳癌的婦女，那麼你也可以從書中發現許多額外的資訊，獲得更高的存活機會，並且有助於你應付嚴酷的治療過程。

第二，非常重要的是，這本書引起科學和醫學界的熱烈討論。基本上，科學的本質是一種對抗的過程，而進步則是透過強烈質疑自己與他人研究而成就的結果。這本書對乳癌和前列腺癌提出一個全新的觀點，並且有來自科學文獻強力的證據背書。毫無疑問的是，在目前各大診所與醫院的正統醫療法中，加入一些相關的內容就可以大幅地提高病患的存活率。例如，提供乳癌患者完善的飲食建議，可以大大地增加存活率，而這種作法在心臟病或糖尿病的情況下是很常見的。許多患者可以因此免於受苦，許多生命可以因此得救，所以，這個證據必須公諸於世更要落實，而且是刻不容緩。

故事的源起——罹患乳癌的科學家

研究乳癌並非出自我的個人意願，是它自己找上我，一切就是這麼開始的。

我第一次迷迷糊糊闖進科學領域，是因為我是天生的女權主義者。當時，在我們本地的文法學校裡，男孩子可以選擇拉丁文、藝術和物理，作為文憑認證的科目；但是在女子學校中，女孩卻只能選擇拉丁文、藝術和烹飪。雖然，拉丁文是我的強項，不過，我並不喜

歡，而且當時身為青少年的我，討厭將時間花在一些見識不廣的事物上。所以，我為女孩子們發起一個活動，目的是希望和男孩子一樣擁有相同的待遇。在經過一番努力後，結果卻像是拿石頭砸自己的腳，我不得不像其他男孩一樣選修物理。就在這樣似懂非懂的狀況下，我一腳踏上了這條成為「科學家」之路。

在學校裡，我偶爾會後悔我的那番作為，不過，到了大學，我真的愛上我所選擇的科目——地球化學。在修榮譽學位的幾年裡，我是唯一專研這個科目的女性。也因為我太過於專注，甚至到了追求完美主義的地步而造成一些問題。例如，在期末考後，我以為我考不好，因此我落跑了。事實上，當我的教授終於找到我時，就是為了告訴我，我得到了一級榮譽學位。

離開大學後，我嫁給一位年輕的醫生，他之後成為一位陸軍精神病學家，我們育有一子——馬克。後來，我們的婚姻失敗，在經過漫長且痛苦的監護權爭奪戰後，我的前夫與新妻子，也是一位心理學家，贏得了孩子的監護權，這件事卻成為我日後長達三十年的緊張與長期壓力來源。離婚四年後，我嫁給了現任的老公彼得，他和我一樣，也是一位地質科學家。我們育有兩個小孩，老大艾瑪，現年二十六歲，老二湯姆，現年十九歲，稍後你會在書中閱讀到關於他們的事情。

我很幸運，成為史上第二位任職於英國地質調查局的女性科學家（以前的婦女要具備技術上的能力才會被雇用）。現在，我是這個組織的首席科學家，而且我希望我可以鼓勵其他女性，在這個過去專屬於男性的領域中有所發展。

地球化學是關於地球上的化學元素。我的專長是瞭解地球表面的化學元素，特別是化學物質的濃度，無論是發生在礦床中的自然濃度，或者是人類活動所造成的結果，如垃圾掩埋場或受到污染的土地都是研究範圍。我經常與生化學家、獸醫、流行病學家和醫療地理學家合作，檢視環境中的化學物質對人類、動物和農作物的影響。

在我早期的職業生涯中，一九七五年至一九七七年間，我曾為英國皇家學會中一個與地球化學和健康相關的委員會服務。從那時候起，我在英國地質調查局的科學家團隊就一直關注與環境和健康有關的廣泛問題。我們開發出一些方法，讓我們可以做出高度重現、高解析度的地球表面化學物質分布圖。我們只要看著電腦螢幕上的分布圖就能斷定砷和鈾（一種潛在的有毒元素）。或者鋅或鐵（對動物和人類健康很重要的微量元素），正如人類可以透過來自太空的遙遠照片來觀看地球的地貌一樣。

然而這些原本打算要給地質學家的影像，卻引起許多獸醫們的興趣，他們發現，這些影像有助於他們在英國找出動物在環境與營養疾病方面的原因。由於與他們合作，我才開始認知到地球化學與生物化學之間驚人的關係。而且，當我生病時，我才知道獸醫的文獻反而比醫學的文獻更能夠提供以生物化學為根據的最根本的解答。最後，我成立一個世上公認最優秀的團隊，專門處理因環境內含微量元素而造成與健康有關的問題，例如砷和氟的含量過高會導致疾病；其他元素如硒、碘、鋅和鈷含量過低則會造成人類與動物健康欠佳等，而這是許多發展中國家的特有問題之一。

最近英國皇家地質協會已著手進行備受關注的研究，關於處理孟

加拉井水砷污染的問題。那兒的水質砷含量過高，造成當地許多人的皮膚受損，變成黑色且厚實，其中有多數患者甚至已轉變成癌症。

在一次又一次這類型的環境偵查研究中，我得到一個結果，那就是除非我們找出問題的根本原因，否則對那些深受其害的人，我們能做的實在是有限或者根本是無能為力。還有，除非找到病因（任何疾病都是）並有效地瓦解它，否則永遠別自稱已「治好」該疾病。

在一九八七年之前，我對癌症毫無興趣，我和許多人一樣從沒想過癌症會發生在我身上。我從不吸菸或做日光浴、很少喝酒，而且飲食習慣也是大部分專家認為的健康飲食，我甚至連穿著和使用的化妝品都要檢驗，以確定它們不含有害的化學物質。毫無疑問的，我的生活非常忙碌（現在仍然是！）不過，和許多婦女比起來，我的壓力還沒她們那麼大呢！

但是，在那一年的九月，一個星期五的夜晚，我的生命從此改變了。

當時，就在多倫多舉行的重大科學會議之前，我跑到加拿大北部勘查金礦床。當時我正在進行一個研究，主題是瞭解金這種地球上稀有的元素，如何在自然的地質作用下，經過一萬次左右的元素濃縮，進而形成具有經濟效益的礦床。我感到很欣慰，因為我已經開始看到這個會帶來新理論與模式的線索。隨後，我也將之發表在同行審議的論文中，以及接下來幾年我所寫的教科書中。在金礦區內工作，一天下來是很艱苦的，這是一個又熱、汗流浹背且污濁的工作，更別提那裡的噪音與塵土飛揚，因此，我迫不及待要回去飯店，享受我那奢華的香皂、熱水與乾淨的毛巾。

終於，我回到房間清洗自己，回到臥室找我的胸罩。正當我光著上身到處找胸罩時，透過午後的陽光，我突然從低角度看到左邊乳房皮膚下有一個豌豆大小的硬塊。我可以感覺到它的存在，瞬間，恐懼與驚慌淹沒了我，我變得口乾舌燥，感到很不舒服。我心知肚明自己可能得到了乳癌。在接下來的一週，我變得非常熟悉這個癌症的感覺，我很驚訝這個腫瘤竟然這麼硬，就像一個壓扁的橡膠球圍繞在我左乳房其中的一條乳腺上。我很氣自己以前為何不做乳房檢查，可是我的確沒想過要去做相關的檢查。當年我只有四十二歲卻罹患癌症？這未免太年輕了吧？我的家人和親人、我那正在發展的事業，以及一直以來我夢寐以求的幸福快樂就在眼前了。然而，就在這極度憂心的一刻，一切卻轟然地畫上了句號。

在最初的震驚平息後，我試著思索該做些什麼。當時我先生在牙買加工作，我沒有他的聯絡電話（這在地質學家中是稀鬆平常的情況），而我的兩個孩子都在祖母家。在這種情況下，我認為沒有必要造成他們的困擾。於是，第一件我做的事情就是打電話給我那交情最久與最好的朋友約翰・卡馬克（John Camac）醫生，他從我在孩提時代就是我的醫生，而且現在仍然是我母親的醫生。儘管當時英國已是三更半夜，他還是對我很好，指引我做全套詳細的自我檢查。他很瞭解我，不會給我虛幻的保證，我們一致認為我發現的腫瘤很可能是癌症，不過它似乎是小範圍的，可以等我回到英國後再做乳房腫瘤切除術治療。有了他的建議和一位加拿大朋友的協助，我決定留下來參加會議，直到我完成我的委任工作，同時我也到多倫多著名的瑪嘉烈醫院做檢查與診斷。

於是在接下來的一週，我仍以專業科學家的身分主持會議，或在八百人的面前演講；但我同時也抽空去乳房專科門診做檢查和切片，果不其然被診斷出是癌症；當我單獨一人或與朋友坐著相聚時，我感覺自己像是一個受驚的五歲小孩，憂心自己的未來。大多數的人都有一些吸引人的特徵，例如修長的美腿、亮麗的頭髮或眼睛等等。而我吸引人的地方正是我的胸部——我有纖細的小蠻腰與勻稱的乳房。結婚前，我娘家的姓氏為倫恩（英國有一種甜點心名為Sally Lunn），所以，我在青少年時期有兩個暱稱——美胸小甜心或妖媚小甜心！因此，即將失去一邊乳房的這個念頭嚇壞了我。這是否意味著未來身旁的人會可憐我？我的同事們會取笑我嗎？

　　當我回到倫敦時，我的醫生早已為我預約倫敦首居一指的教學醫院——查令十字醫院的乳癌門診。我永遠忘不了第一次到那兒的景象，等候室到處都是看起來神情緊張的婦女和她們的支持者，整個房間瀰漫著恐懼與焦慮的凝重氣氛，彼此之間沒有任何交談，而且，大部分的時間我們甚至避免與對方的眼神接觸。即使是在那種情況下，我留意到大部分的婦女穿著仍然都是光鮮亮麗，只不過是年齡有別、體型與胸部大小不同。其中有兩位是黑人女性，一位看起來像是印度人，另一位看起來則像是中東人，但卻沒有東方婦女。後來想想，我才意識到，自己當時已經透過觀察患者一些共同的特質，尋找乳癌成因的線索。當然，假設事情真的有那麼簡單，那麼人們早就找到答案了。只是身為一位科學家，我就是克制不了我的本能。看到這些驚恐的神情，我瞭解到自己內心也十分害怕，也就在那時，我第一次我完全理解到，原來乳癌是一種常見的疾病，而且它為婦女、她們的家人

和朋友帶來可怕與難以估計的傷害。

在第一次到該診所檢查後，接下來的歲月我都將時間投注在學習這個致命的疾病。一旦遭遇重大的個人危機時，人們通常會回歸到他們最信任與最熟悉的重要支柱。對有些人來說，這很可能是宗教信仰，或者是他們的至親好友。就我而言，當我遇到危機時，我會回歸到我最信任的科學訓練。

而正是我所接受的科學訓練救了我一命。

科學如何作用？爲何有時就是沒有用？

優秀的科學家對事情的看法與他人稍有不同。身爲科學「圈內人」，我想告訴你科學的運作方式，這將有助於你更瞭解科學家們對於乳癌所運用的各種不同的方法。

當我對學生演講時，我常要他們將科學想像成一株參天的橡樹——知識的大樹，然後從深入地底下開始，經過不斷地探索，最終到達了最深處的根部末端。而這裡就是許多新發現陸續地被提出和新證據被找到的所在地。其中有些部分會集結成更大的樹根，最後，整個知識聚集成爲該樹的主幹。此外，最終極的一項功能就是集結不同的訊息，再提出新的洞見或理論，有時候甚至是重大的突破。然而這通常需要科學家在領會該問題的眾多或所有面向後，有時再加上一點好運，在天時地利人合的時刻，做出一切必要的聯結。最後，這個全新的知識流到大樹所有的枝幹和樹葉，正如資訊傳遞至全世界——人們可以將之善加利用或恣意妄爲。

當然，這種比喻只是將這個複雜與充滿動能的主題簡單化，不過，這的確是一個有效的好方法，讓人們瞭解科學如何運作。然而，近幾年來，科學界發生重大的變化，結果卻沒有更好。今日，科學界的趨勢是將精力與資源（金錢、人力、配備和工具）多數投注在專研最深處的根部末端，通常是使用非常昂貴與高科技的技術。有時候，這種方法稱為「由下而上」（從細節到總體）的科學（相反的則是「由上而下」（從總體到具體））。偉大的自然科學家詹姆斯·洛夫洛克（James E. Lovelock）明確地在他的著作《蓋亞論：行星醫學的應用科學》（*Gaia: The Practical Science of Planetary Medicine*）解釋道：「要瞭解地球的生理機能，我們需要具備「由上而下」的見解，將地球視為一個整體的系統。我們離不開科學，不過，它也需要兼具由上而下的探索方法，其重要性正如同目前已存在的由下而上的探索方向。」

　　過於專精細節與狹隘的科學論點，都可能被視為不良的科學。我的朋友，牛津大學教授與英國皇家協會會員約翰·杜威（John Dewey）在近期發人深省的科學期刊《地球學家》中提到：

　　為了爭奪資金與聲譽的這份雄心，我們忘了學術研究的真正價值在於全面整合研究與教學，進而創造知識與學問。學術研究包含認真研究叢書與閱讀超過五年以上的文獻。

　　有一個名詞可以形容最近幾十年來許多科學類別發生的情況，而且有日益貶低的意味——「還原論」（reductionism）。

　　當前著重的高科技還原論科學法，坦白說也就是，我們的支出愈來愈多，為的是學習更多愈來愈狹隘的知識，讓我用印度民間故事瞎

子摸象來比喻。每位瞎子對大象外形的看法，絕對都是根據他個人的體驗，接著他們為大象真實的樣子爭論不休。故事的結論是，「每一個瞎子的部分觀點都是對的，不過，就整體而言，他們全都錯了。」

這就是太依賴還原論的問題：一個無法看到整座森林的經典例子。以癌症研究來說，我們目前正在研究這個疾病形成過程中更細微的部分，例如細胞生物學或分子化學，在某些情況下甚至只是一種基因或其中一種蛋白質。然而，這使得癌症研究變得更專精且類別愈來愈多，每一個類別甚至都有其專門的術語（其他類別的研究人員未必知道），因此這當然不會帶來社會所期待的結果。若以商業用語來表示，那就是我們龐大的投資已付諸流水。如果癌症研究是一門生意，我想股東們早就請資金管理者走路，並且另謀其它的策略了。

還原論科學提出一大堆數據，事實上，這是當今科學一個長期的問題：太多的人提供太多的資訊，但是卻很少人有時間去閱讀與消化它。我懷疑在某些情況下，有些科學家一直重複做同樣的研究，但卻完全搞不清楚狀況。太多人發表高見，太少人從事閱讀、消化、分析與整合等工作。然而，那些研究數據會帶來什麼好處呢？這麼說好了，它們會被發表於學術期刊上，提升科學家的名聲，並且贏得更多的經費讓他們做更多的研究，不過，究竟這些研究有多少是真的直接受惠於癌症患者呢？我想是少得可憐吧！

以癌症的研究來看，還原論科學另一個隱含的目的是找出那個絕無僅有的「靈丹妙藥」，失落的那一塊拼圖、最終極的解答、那一個聖杯。因此，現代一般的醫學研究，特別是癌症的研究，都著重在試圖尋找一種單一形式的化學成分，其中有明確的化學公式（計量）可

以提供定量的劑量，並且在臨床研究上對疾病的治療有顯著與持續的效果。

但是，如果這個靈丹妙藥其實並不存在呢？

如果我們以為的「靈丹妙藥」實際上只是一個幻象，並不是真的呢？在這種情況下，再多的科學研究和再多的支出也不會找到它，我們只會浪費更多的金錢、更多的十年和更多婦女的生命，但結果卻是徒勞無功。

在這個期間，我們只有手術、放射治療與化療法——儘管有改善與提升作為治療乳癌的一線療法，從一九五〇年代以來，它們就連同激素療法如抗雌激素（Tamoxifen）等藥物一起使用。事實上，這些療法已有微幅的進步，不過，對乳癌的發病率或提高患者的存活率並沒有太大的影響。

還原論對乳癌研究的方法遲早會遇到收益遞減的法則，也就是我們投入愈來愈多的經濟資源，為的就是達到極小的成就。這也是為什麼你所知的癌症慈善機構似乎是一個金錢的無底洞，而且，這也是為何它們是當今最擅長募款的機構。我們唯一得到明確且清楚的訊息多半是：「再給我們大約十億的經費與十年的時間……接下來，到最後，我們也許會找到該疾病的治癒方法。」

也許吧！不過，就算我們真的發現了治癒方法，接下來，我們負擔得起給予所有乳癌患者使用這種處方的經費嗎？英國國家醫療保健服務財務已很吃緊，因為成本昂貴的新處方藥物在研發上已花費了不少的金錢。

以高科技研發出來的癌症藥物，是造成許多新藥物非常昂貴的主

因——這些藥物隨後會被大力推銷，通常是透過全球資訊網路直接銷售給患者。由於它們可能只能延長患者幾週或幾個月的壽命而已，因此，這引起患者和其家屬們強烈的不滿。可以理解的是，他們希望擁有最新的治療法。

然而衛生當局發現他們難以自圓其說，關於只為了患者團體的邊際效益卻支出龐大的費用。除了短時間的效益之外，這個方法真的有助於乳癌患者嗎？

安德魯‧泰勒（Andrew Tyler）在一九九二年六月十二日的《新政治家周刊》發表一篇文章，討論關於高科技研發癌症療法的觀點。文章指出，「醫療慈善機構過於迷戀找尋神奇療法……」泰勒認為：「似乎投資生化奇蹟比投資健康生活和飲食這種不起眼的策略更讓人心動，儘管客觀的紀錄顯示，工業醫學對抗所謂的『富貴病』（癌症、心臟病、肺氣腫、糖尿病、支氣管炎）之戰——早已鎩羽而歸。」然而大眾力捧這些高科技文獻就好像是從未見過一樣。文章後半段他表示，「在過去二十年間，儘管那些常見且令大多數人致命的惡性腫瘤，擁有源源不絕的研究資金，然而這些疾病患者的存活率實際上並沒有真正的提高。」

泰勒指出，「英國主要兩大癌症研究慈善機構——帝國癌症研究基金會和癌症研究協會根據證據顯示後相信：乳癌和高雌激素有關。不過，他們降低雌激素的方法不是經由飲食，而是透過一種藥性強大名為他莫昔芬（Tamoxifen）的抗雌激素藥物。該計劃是將藥物給予15,000名被判定是罹患乳癌高風險的健康婦女，藉此觀察是否可以降低乳癌的發病率。然而這種讓沒有疾病跡象的人服用藥物的作法，分

明就是一種變相且有利可圖的賺錢方式。」

　　每當癌症慈善機構又伸手要錢，並且再次承諾，只要再給我們多一點經費，我們一定會找出治療癌症的方法時，我總是感到高度懷疑。事實上，科學是好奇心使然，不是金錢使然。好的科學是無法「買到」的，不管你砸下多少錢，正如一位肺癌末期的百萬富翁也不可能花錢「買回」他的健康。科學不是一種交易商品，它是一種生活與思維方式。偉大的科學家如牛頓和達爾文，他們在做研究之前並沒有要求人們支付他們龐大的費用。他們利用自己的時間，沒有太多的財務與政治干預（除了教會），從最基本的源頭探索科學的理論。

　　美國當今癌症研究真正開始是始於尼克森總統，一九七一年他發表國情諮文演說時對癌症「宣戰」。然而，從一開始，還原論科學思維就主導一切，要求大規模的資金，並且提出治療方案「指日可待」的不實承諾。「許多人預期立即的勝利」引述美國新聞與世界報導雜誌的內容，「將馴服這種可怕的疾病比喻為登陸月球。甚至近年在一九八四年，美國國家癌症研究所主任還預言，到了公元二千年，美國癌症的死亡率可以減少一半。」

　　這麼樂觀當然說不過去。儘管擁有規模龐大的經費，以美國為例一九九六年的經費就高達二十億美元，但在一九九二年，美國癌症死亡率反增加了6%以上。

　　當然，這其中有一些顯著的醫療成功案例。例如兒童癌症，特別是白血病目前可以治療且效果卓越。大約有75%—80%罹患兒童急性淋巴細胞白血病的患者可以治癒。可惜的是，像這樣的可喜之處實在是少之又少。

也許你不禁懷疑，依賴還原論科學難道是唯一的辦法嗎？沒有其他更有效的方法可以提供一般民眾實質的效益嗎？

讓我舉幾個例子，說明過去在資源最少的情況下，人們如何憑藉著過人的智慧才華與博學的常識，做出醫學上重大的突破。大多數醫生都會同意，人類克服傳染病最大的功臣不是在於使用抗生素，而是在於公共衛生的改善──乾淨的供應水、環境衛生的改善、更好的營養與良好的住宅環境。這些改善是來自於我們逐漸認知到傳染病的原因，以及它的傳染途徑。其中一個早期的例子是約翰・史諾（John Snow）博士，他讓世人明白研究有關疾病發生模式的價值。他發表著名的點描法地圖，顯示一八五四年九月倫敦市中心因霍亂疫情死亡的分布圖，將因該疾病而死亡的人以點來表示。此外，該區的十一個抽水機則以十字來表示。在檢視地圖上的分布圖後，史諾發現霍亂幾乎都是發生在住於（與飲用）布羅德街抽水機附近的民眾。於是他安排移除受污染的抽水機，結束了這場奪走五百多人性命的地區性傳染病。這種「偵查科學」的研究稱為流行病學，字義上就是研究流行病，且能成功地找出許多疾病的原因，之後再透過公共健康醫學糾正社會一些錯誤的作法。

以癌症來說，一九五〇年代理查・多爾爵士（Sir Richard Doll）教授的肺癌流行病學研究，是本世紀對癌症瞭解最重要的進展之一。理查・多爾爵士證明了肺癌與吸菸兩者之間無庸置疑的關係。他指出，肺癌不是因為激怒上帝而受到了詛咒，也不是因為基因的好壞，而是因為人類個人的所作所為。這是首次我們對一種常見類型的癌症原因有現代理論基礎和科學根據的理解。有了多爾的研究後，我們就

可以選擇是否要抽菸，並且意識到，如果我們選擇抽菸，那麼我們罹患肺癌的風險就會增加。也因為知道造成肺癌的原因後，許多人因此戒菸，使肺癌死亡率進而降低一半左右。從那時候起，許多其他類型的癌症陸續都找到了合理的解釋。例如，間皮瘤（發生在胸腔或腹腔內壁上的腫瘤）已知的原因是因為接觸石棉粉塵，皮膚癌則是紫外線照射或砷中毒，子宮頸癌則是經由人類突乳病毒所致。

　　一旦你被診斷罹患乳癌的那一刻起，頓時，這些科學背景已不再是學術上的討論那麼簡單了。

　　我第一次看診時填寫了一份問卷，並且確定我是屬於罹患乳癌的低危險群！根據加拿大乳癌症協會和加拿大統計局的資料顯示，乳癌的一些主要風險因素如下：

- 乳癌家族史，特別是母親、女兒和姐妹，以及阿姨、堂（表）姐妹與（外）祖母們等親屬。在更年期之前，假設有母親或姐妹其中一人罹患乳癌，那麼你罹患乳癌的風險就是一般人的六倍；假設母親和姐妹都罹患乳癌，那麼你罹患乳癌的風險就比一般人多達十倍以上。
- 從未生產過或第一次懷孕在三十歲以後，其罹患乳癌的風險會比一般人高。
- 其他列出的危險因素包括在生第一個孩子之前，長期使用避孕藥、曾經有良性乳房腫瘤史、使用荷爾蒙替代療法、飲酒過量、肥胖和年齡。

事實上，大多數這些風險因素都指向西方中產階級的生活方式，因此也許沒有太大的意義，讓我來解釋一下。在多爾教授指出肺癌和吸菸有關的研究之前，人們也有提出一些可能會罹患肺癌的風險因素，就像乳癌一樣。在一九五〇年代，多爾教授尚未發表他的研究結果前，肺癌的危險因素包括：男性（當時很少有女性吸菸）、上班族、飲酒、年齡、家族有肺癌史（吸菸者的父母往往也有吸菸的習慣）等等。然而，以上這些因素並不是造成肺癌的原因，它們只是吸菸族群的特徵。我相信乳癌的危險因素情況也是一樣：它們只是說明了有哪些人罹患了乳癌。

許多醫生往往將非傳染性疾病看作是老化必然的結果，特別是乳癌與前列腺癌。例如，《英國醫學期刊》近期一篇文章指出：「……不管是已開發或開發中的國家，非傳染性疾病的負擔愈來愈重了，這是年齡老化的結果。心血管疾病、癌症、精神與神經方面的疾病和受傷，已迅速成為多數地區殘疾與早逝的主要原因。」該文章並沒有提及「西方飲食與生活方式」的影響，或任何非傳染性疾病其他可能的原因。根據文章的推理，年齡是癌症的主因。關於這一點，我才不相信呢！

自從我初步被診斷出罹患乳癌後，一連串嚴峻的考驗接踵而來。在我遭遇五次愈來愈嚴重的乳癌，最後轉移到我的淋巴系統的這段期間，我也透過科學研究來瞭解我的疾病、形成的原因，以及使它消失最有效的方法。

一開始，我是非常非常地害怕。我不斷地質疑我的治療是以什麼為基礎，我親自研究我個人的病歷，並且盡我所能，評估替代療法和

其理論的一切可能性。以上這些作法並沒有讓那些癌症專家在治療我的過程中輕鬆一點，不過，卻讓我的世界大為改觀。我覺得自己不再那麼受害，現在回顧過往，我才明白這個方法救了我自己一命。

　　有時候我變得很混亂。當時醫療專業人員在全乳房切除和乳房保留這兩種手術之間有嚴重的意見分歧，正如最近人們對於乳房X光攝影檢查相較於改善化療法兩者之間的支出有重大的爭議。另外，正統與補充醫學之間似乎存在著祕而不宣的戰爭，而哪一種是最佳的作法，病患很容易會陷入完全不知所措的狀況。

　　那我採取什麼因應之道呢？唯一讓我覺得有意義，並且感到安全的作法就是回歸到我的科學訓練。

　　通常科學家遇到新的問題會有以下五個步驟：

1. **收集現有的資訊**：客觀和公正地審視之前的證據與理論，不過要儘可能地採取嚴格的態度。

2. **提出新的資訊**：這些資訊是集實驗或觀察之大成，態度中立，沒有夾帶個人情緒。在某些情況下，有些新的想法是分析與整合其他科學家的資訊而來的。若要成為一位卓越的科學家，你必須隨時準備好承認自己是錯的，最重要的是追求真理，不是個人的聲望。假設你提出一個問題，就算你得出的結論是錯的，然而，如果你是以誠信與公開的態度做研究時，那麼你仍然會受到大家的尊敬。在我的科學事業生涯一開始，我學到了一句終身受用的格言，那就是「解決問題的人，通常就是那個會發問的人」。

3. **評估**：將新的結果與現有的理論、新的洞見、已確定的看法進行

評估對照。

4. **提出一個新假設說**：同樣地，推測必須要得到驗證，同時要清楚明確地與事實分開。

5. **測試假設說**：如果假設成立，那就進行進一步的測試和驗證，直到你有一個新的理論。如果假設說不成立，那就重新開始。

　　巴斯大學派克漢（Dr. D E Packham）博士，在近期的論文發表中列出科學家們在傳統上立志想要擁有的特質爲：

- 實驗誠信
- 明察秋毫，尊重證據
- 坦率承認犯錯或錯誤
- 追求眞理
- 道德與智慧自主，不受制於政治權力或經濟權力
- 公開研究，接受同儕的審議

　　以上正是我開始挑戰我的乳癌的方法。

　　當你閱讀以下的章節時，我擔保你也一定會和我當初一樣感到驚訝，竟然有那麼多已知的內容卻從未對外公佈。雖然有一些乳癌風險因素我們的確無法控制，例如年齡增長、早發性月經、晚發性更年期和家族史，然而，其中還有許多風險因素是我們可以輕而易舉掌握的。這些「可掌控」的風險因素可以化爲我們日常生活一點一滴的改變，進而幫助我們預防或治療乳癌。

　　我的訊息是：即使是末期的乳癌也能痊癒。

我之所以知道是因爲我已成功地戰勝乳癌。

故事的發展

接下來，我將敘述在第一次要命的診斷後，我做了哪些事情：哪些是不當的作法、哪些是正確的作法，以及假設當時我已具備現在的知識，那麼我會有哪些不同的作法。我也會解釋目前癌症治療的理論和基本原理，並且形容身爲一位癌症患者內心眞實的感受。

其中我問自己的第一個問題，同時應該也是許多罹患乳癌的婦女心中共同的疑惑，那就是「爲什麼是我？爲什麼這麼可怕的事情會發生在我身上？」最後，我找到了答案，然而，這卻讓我深感困擾。因爲一直以來我所做的事情，竟然讓我成爲高風險群，儘管我原以爲那是一種健康的生活方式。不管怎樣，我瞭解到，西方婦女的生活方式會增加女性罹患乳癌的風險，而且一年比一年還嚴重。

就整個西方國家來看，乳癌是婦女最常見的癌症。以歐盟爲例，罹患乳癌的人數是第二大殺手腸癌的三倍之多。年齡在二十五歲以下的乳癌患者很罕見，然而有五分之四的乳癌患者年齡是在五十歲以上。在西方國家，乳癌是40—55歲婦女最主要的癌症死亡原因。另外，少數男性也會罹患乳癌。

從另一個角度來看，在西方國家中，婦女在其一生中罹患乳癌的風險，美國婦女是8：1（八個人中就有一人），南歐大約是20：1，英國則爲12：1。令人感到不安的是，近十年來，這個風險大幅地提高。例如，一九六〇年，美國婦女罹患乳癌的風險是20：1。不過，

在一九九一年則增加為9：1（現在甚至更高了）。在一九七九年至一九八七年間，英國婦女每年大約提高2%的風險，然而在一九八八至一九九二年間，該風險每年已增加為4.5%。

　　因此，對於我成為其中一個患者，也沒有什麼好驚訝的！因為這個機率實在是太高了。不過，真正讓我感到震驚的是，當我意識到這個數據和生活在東方的婦女（請見第三章）相較起來，西方婦女罹患乳癌的比率實在是高得離譜。這是第一個有可能導致乳癌的可疑原因，正如吸菸者是肺癌的高危險群。在接下來的章節中，我會提出我認為的原因。但首先讓我們先探討多數乳癌患者會經歷的大型或小型的正統治療途徑，兩者的分別在於罹患癌症的類型以及癌症的階段。

做一個堅強的患者

　　治療乳癌的典型過程為手術、放療和化療。我的治療過程則是非常典型的：全乳切除手術、三次進一步手術、三十五次放射治療、五次誘導停經和消除我體內雌激素的卵巢照射，以及十二次化學治療。這聽起來像是一個大陣仗的治療過程，有些替代療法的治療師因此將乳癌治療比喻為一場乳癌與治療的戰役，而患者就是那個戰場。這個比喻並未受到癌症慈善機構或醫生的青睞。然而，打從一開始你就必須瞭解，手術、麻醉、放療和化療一定會對你的身體造成嚴重的損害。許多人在過程中會中斷休息或甚至是放棄治療，特別是化療的療程，因為身體會變得很虛弱，例如血球細胞數目將低於標準。對男性而言，乳癌的治療更會讓他們備感壓力，特別是多數診所和文獻都是

以女性為主。若要應付這個治療，必須確保身體和情緒都已準備好。飲食和其他滋補身體的方法，讓我將身體保持在最佳的狀況。同時我運用我的科學知識，開發其他的應對策略，以確保療程完成後，放射性物質（用於治療過程中的物質）不會在我的身體殘留太久。

　　癌症患者似乎都會有生這種病是自己的「錯」，要不然就是與基因缺陷、壓抑情緒或一些個人失敗的結果有關，然而事實並非如此。此外，正統的癌症治療可能會讓患者「進入」一個任人宰割的位置，完全對現況不瞭解。癌症患者是很脆弱的，而且嚴峻的治療過程很可能會讓人有失控的感覺。因此，掌握主導權和與醫生建立良好的合作關係是非常重要的。讓我來告訴你我是如何走出受害者的角色，拒絕將主控權交給醫生，並且著手研究讓我一步步邁向死亡的無情殺手——癌症。

　　以乳癌來說，瞭解研究科學家們不同的任務，包括醫療研究人員和臨床醫生的立場是很重要的。醫生是專業的生物學者，曾經宣誓遵循嚴格的道德和專業行為守則——希波克拉底誓言。他們往往只使用經過臨床試驗的正統醫療程序。而日益增長的醫療訴訟案件，已讓醫生們嚇到更加不敢偏離正統的醫療法。運用飲食方式來治療疾病這個理念大約起源於西元前四百年，源自於希臘的希波克拉底醫學院。希波克拉底不屑疾病是魔力或超自然力量引起的這種說法，他認為一切都有合理的解釋。他主張造成疾病的原因為空氣、水和食物，並且留意到在適當的條件下（提供相關的天然因素），身體本身就有自癒的能力。實際上，有一種說法認為，現代西方醫學是在美國南北戰爭期間，開始使用手術後才背離傳統的理念基礎。俗話說「吃什麼像什

麼」，因此我們也許應該加入飲食和呼吸這兩項來呼應希波克拉底。事實上，天然物質在中藥的應用上已有三千年以上的歷史，正如世界衛生組織的統計，地球上大部分的人至今仍然是依賴草藥治療法。

如何找到好醫生？

　　和多數的專業人員一樣，醫生的好壞也有天壤之別。我和醫生合作的經驗好壞皆有，而且很可能都是典型會發生的狀況。我很幸運，在某些方面，我不像許多病人那樣打從一開始就很畏懼醫生。在我尚未從事科學研究之前，我對於醫療慣例和常規就有許多的質疑，這可能是源自於我父親在精神科醫生那兒治療的過程。

　　我父親是一個非常聰明的人，至今我仍然保有許多他在學校的獎牌。回首過去，很不幸地父親患了躁鬱症，有時會陷入他的情緒黑洞。在一九五〇至一九六〇年代，我父親接受私人且昂貴的精神科醫生治療，我母親必須努力工作以支付醫療費用。在我的印象中，那是一種個人藉由偽科學和權威，利用別人的壓力和苦惱來賺錢的方式。至今我仍然記得，當時我父親是如何以迷幻藥和電痙攣療法（ECT，又稱電療法）來治療，在該年代儀器校準技術極差的情況下，沒有人知道當時大腦所受的電壓到底是多少。因此，很不幸的是，他的人格和智力永久受損，他的行為幾乎回到像個小孩一樣。一直到現在，我仍然記得他乞求我別再帶他去診所治療的情景。

　　在當時，治療躁鬱症還有另一種更溫和的鋰療法，在那些醫生使用他們所謂的「英雄式」解決方案之前，不知他們是否聽過用鋰來治

療躁鬱症的好處？關於這一點，我真的很懷疑。後來，我經常與醫生們討論躁鬱症，不過，沒有人可以給我一個關於電療法的合理解釋。

事實上，一位專精大腦化學的科學家比喻電療法就好比用腳踢電視機，期望藉此可以使電視恢復正常運作。另一方面，有一個合理的解釋關於鋰療法如何有助於大腦內的補水系統，進而清除腦內不好的化學物質，以達到緩和憂鬱症狀的效果。

我的另一個截然不同的經驗則是那位之前我提及的社區醫生約翰・卡馬克（當我一發現乳房腫瘤時，半夜就從加拿大打電話給他的那一位），他是我見過最明智、最聰明且最善解人意的醫生。當時我母親喪偶，情緒十分沮喪與寂寞，然而他並沒有開抗憂鬱藥給她，只送給她一隻美麗的小狗，並且每天去看她，直到她適應一切。有了他的協助與支持，我母親恢復得很快。不曉得有多少人是靠著貴賓狗而非藥丸改善病情的？這絕對是一個不尋常的處方！

根據英國患者協會指出，英國的癌症患者是「死於過分有禮」，因為他們不會為自己爭取最佳的治療。該協會指出，英國癌症患者的存活率低於許多西方國家是因為「恭敬聽從」沒主見的症候群。本書的目標是提供癌症婦女一個方向，不帶無禮或攻擊性地與醫生討論有關她個人的治療選項。

與醫生的關係很重要，因為這會影響到你的病情好壞。害怕與焦慮是在所難免（相信我，我當時嚇壞了），然而你仍要試著表現出與醫生合作、企圖恢復健康的誠意，並且告訴醫生你想要全程參與決策過程，與醫生建立良好的關係十分重要。稍後你會在我的例子中看到，或許由於我的一次疑慮和恐慌，我付出的代價就是切除乳房。

　　要如何快速分辨醫生的好壞呢？以下是一個簡單快捷的準則，雖然不是什麼科學主張，不過有助於你將心思放在最重要的問題上。

檢查你的醫生	
・知識廣博，並且清楚且有效率地說明	・態度傲慢沒有耐心，如果你質疑，他就會以一大堆混淆的術語來應付
・以醫生為志業，由衷地關心他人	・權威——不斷地指示你，當你發問或表示不妥時他就會心生不悅
・不斷地吸收新知	・忽略專業上必須瞭解的主題
・技術熟稔，例如知道如何進行徹底的身體檢查	・無法進行徹底的檢查或無法給出一個易於理解的診斷
・願意與你建立夥伴關係討論健康問題，並且建議一些相關的飲食與生活方式或者其他你可以改變的個人因素	・對於病因不感興趣，並且明顯偏好使用某一種具有實證的療法來抑制症狀；幾乎在你還未開口講第二句話時，處方箋就已準備好了

　　患者經常遇到一個問題，那就是醫學界的專業術語總是讓人摸不著頭緒。因此，你一定要堅持要求完全聽得懂醫生對你說的話，如果醫生開始用一些新名詞或令人驚慌的艱澀用語，你可以請求他們用簡單的語言詳加解釋，直到你聽懂醫生的話為止。這樣一來，你就更有立場可以評估與參與，同時，如果有必要，你可以查詢你的診斷與治療情況。當我的醫生發現我是政府的科學家時，他們很有耐心地讓我提問問題，並且竭力地回答問題要讓我心安。不過，就算是如此，我仍然覺得自己瞭解的不夠多。然而，這並不是因為他們對我有所保留，只是他們的作法和我的作法迥然不同而已。

乳房自我檢查

我很氣自己以前為什麼不聽從勸告，定期做檢查或做乳房X光檢查？我應該怎麼做呢？我們可以做些什麼來幫助自己呢？

健康專家對於乳癌篩檢和早期發現（包括乳癌自我檢查）兩者之間的重要性有一些爭議。一方面，有些專家認為，早期發現可以大幅提高婦女的存活率；另一方面，有一些資深的醫生指出，當腫瘤被發現時，它可能早已發展好幾年，並且有成千上萬個細胞在其中，其結果就是已轉變成某種類型和階段性的癌症。根據加拿大乳癌協會指出，自我檢查發現的最小腫塊大約是一公分左右，而其中就包含了大約十億個左右的細胞。

以我的例子來說，是自我檢查救了我一命。我知道腫瘤摸起來的觸感，而且我懂得如何檢查我的乳房、淋巴結和肝臟，於是我定期地做自我檢查。每一次癌症復發時，都是我自己發現的，我也立即尋求醫療的協助。此外，有時候我的癌症在一星期後就復發，因此，若等到乳房X光或例行檢查時，那肯定幫不了我。年紀較輕的女性，其乳癌的成長速度通常更快，這也是為什麼年齡在五十歲以下的婦女要更頻繁地做篩檢之因，但是，這一定也會增加乳房所受到的輻射劑量。

平常你可以做的就是瞭解自己的身體，並且定期做乳房自我檢查，這樣你才可以在第一時間找出問題，並且及早治療。根據加拿大乳癌協會的統計，腫瘤少於兩公分以下的患者，其五年以上的存活率是90%。相較於腫瘤超過五公分以上的患者，其五年以上的存活率只有60%。此外，癌症發現愈早，其過程中使用嚴峻治療法的機率就愈小。

　　我每年都會在查令十字醫院做乳房、腋下、肺和肝臟的例行檢查，這種檢查在大多數醫院的婦科都有。我建議四十歲以上的婦女每年至少到婦科做一次詳細的健檢。大部分的乳癌都是由婦女自己發現的，因此自我檢查乳房很有效益，而且比那些重複使用X光攝影的婦女更少接觸到輻射劑量。另外，藉由定期檢查乳房，你會知道正常的感覺應該是如何，因此，只要有明顯的改變，馬上便能警覺並且立即尋求醫生的意見。一開始也許需要醫生多次會診，然而就長遠來看，協助人們認識自己的身體，及負責照顧自己的健康則會節省更多的時間。在英國，博姿（Boots）與關懷乳癌慈善機構製作了一份很實用的「認識乳房」的指南，其內容如下：「每個女人終身都要留意她的乳房。從乳房的大小和形狀，到乳頭的大小和形狀，每個女人都不一樣。認識乳房意味著，在每個月的生理周期中，瞭解自己正常乳房的模樣，藉此，你就可以檢測到任何不尋常的改變。早期發現變化，意味著若你需要任何必要的治療，你就有機會得到更好的結果。」

　　乳房自我檢查愈早開始愈好，這樣你會更瞭解自己身體正常時的情況，四十歲以後，自我檢查將更加重要。因此，每個月要在固定的時間做自我檢查（生理期結束後幾天），即使停經後仍要繼續做。但首先你要記住，大多數的乳房腫塊**並非**癌症。

乳腺

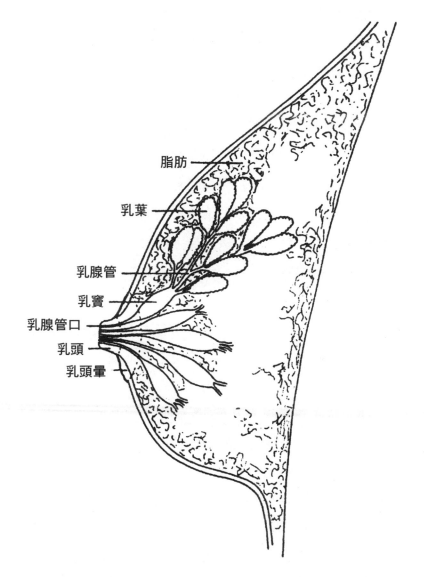

脂肪

乳葉

乳腺管

乳竇

乳腺管口

乳頭

乳頭暈

　　請看這張乳房簡化圖，你會看到每個乳房是由十五到二十個乳葉組成，每一個乳葉都有一條導管通到乳頭。腫瘤通常是長在乳葉或導管上，不過也有極少數是長在組織結構中。大多數的乳癌很堅硬且

不會痛，然而偶爾也有柔軟的。在進行自我檢查時儘量要保持一種穩定均衡的方式，隨時做好心理準備，留意那些可能需要後續醫療的改變，不過它們不一定就是疾病的跡象，有九成的乳房腫塊是良性或無害的。以下是自我檢查的訣竅：

1. 透過鏡子仔細觀察乳房，留意兩者之間是否有任何的不同與改變。首先將你的雙臂放在兩側，之後提高你的雙臂，手掌交叉放在頭後方。過程中留意你的乳房大小或形狀，還有皮膚顏色是否有改變、乳頭是否變形或皮膚凹陷看起來像酒窩的情形，當然還要留意是否有腫塊。接下來，身體向前傾，盡可能從各種角度觀察乳房的形狀。

2. 平躺下，仔細且有條理地檢視你的乳房組織和腋窩組織，檢查左側乳房時，左手置於腦後，用右手指腹按壓，檢查整個乳房範圍是否有硬塊，之後再將左手臂上舉，輕輕用右手指腹摸左腋下是否有淋巴結腫大，然後再檢查右側乳房，以此類推。檢查的範圍還包括左右兩側鎖骨下方、胸骨中線及肋骨下緣，你要特別留意是否有之前未感覺到的硬塊。

3. 輕輕擠壓乳頭，留意乳頭是否有任何異常的分泌物或血絲。

記住，上述各種跡象雖有可能是早期癌症的徵兆，不過，大部分都是非癌性的疾病。因此，不管在任何情況下，只要你有以上的徵兆，一定要儘快看醫生。一旦觀察到改變就一定要立即去找你的醫生，即便醫師告訴你並無大礙，但若你仍然覺得不對勁，可以考慮轉換其他醫生再做一次診斷。

我們應該都要學習瞭解人體的基本構造與熟悉自己身體正常時的

狀態，且要定期自我檢查，才能早期發現問題。（事實上，我認為學校的課程應該將自我檢查納入生物課的一部分，這樣一來，我們不僅在年輕時就能懂得積極地照顧自己的健康，也可以讓生物課更加實用與生活化。）

各項檢驗

查令十字醫院有一個專門的乳癌團隊，包括放療師和化療師，而且在任何治療開始之前，你都可以尋求建議。在確定我是哪種類型和期別的乳癌之前，我經歷了一系列的檢驗。目前醫生們是根據乳癌的期別來決定治療的方式，而乳癌的期別則是根據國際抗癌聯盟和美國癌症聯合委員會的TNM分類法，以下列三項因素為依據來決定病患乳癌的期別。T：腫瘤的大小；N：腋下淋巴腺轉移與否；M：遠處是否轉移。TNM系統分為：

零期乳癌	即原位癌，為最早期乳癌，癌細胞仍在乳腺管基底層或乳小葉內。
第一期乳癌	腫瘤小於兩公分以下，且腋下淋巴結無癌細胞轉移。
第二期乳癌	腫瘤在兩公分至五公分之間，或腫瘤小於兩公分，但腋下淋巴結有一至三顆癌細胞轉移。
第三期乳癌	局部廣泛性乳癌，腫瘤大於五公分，且腋下淋巴結有癌細胞轉移或胸壁皮膚有浸潤乳癌。
第四期乳癌	轉移性乳癌，已有遠處器官轉移（如肝、肺、骨）等，較罕見的情況是轉移至腦部。

　　除了做一個徹底的身體檢查和簡單的測試，顯示我的血壓和尿液正常外，我還做了一個乳房X光攝影、乳房穿刺檢驗、胸部X光檢查、肝臟和骨骼掃描。

　　乳房X光攝影是以X光照射乳房，是目前多數女性最熟悉的一種篩檢方式。在英國，健保單位提供50—64歲的婦女每三年一次的乳房攝影檢查（在臺灣，健保署提供45—69歲以上的女性每兩年一次免費乳房攝影檢查）。

　　關於乳房X光攝影在早期檢測方面的運用價值仍有許多爭議。持反對意見的醫生認為，乳房X光攝影是要判定腫瘤的性質和擴散的程度，而不是用在檢查乳癌發現時的期別。乳房X光攝影最佳的功能，在於能發現癌細胞周圍的微小鈣化顆粒或察覺不出的腫瘤。不過，它主要的問題是利用X光輻射線照射軟組織。須注意的是，停經前的婦女其乳房組織密度很高。此外，良性的「腫塊」可能隨著生理週期來來去去，而且整體乳房的結構組織可能也會改變，因此乳房X光攝影的結果較難解讀，可能會引發一些誤判的情況。某些醫生擔心重複照射輻射線對乳房會造成安全性問題，因為專家認為輻射對身體的影響是累積的。目前並沒有有力的證據，顯示年齡在五十歲以下的婦女接受乳房X光攝影可以因此挽救生命或改變治療癌症的方式。專家認為，在篩檢乳癌方面，乳房X光攝影對50—69歲婦女的效果最好。

　　我在做乳房X光攝影時沒有任何疼痛感，只是偶爾有些不舒服。而癌症復發時，我做胸部X光檢查肺部時也沒有疼痛，肝臟超音波雖有一點複雜，但過程中也不會疼痛，基本上很類似懷孕時檢查肚子裡寶寶的超音波檢查。

骨骼掃描更為複雜，而且還發生了一件有趣的事情。這是我第一次注射一種帶有放射性同位素名為鎝（technetium）的磷酸鹽，它的作用是讓骨頭「上色」。鎝釋放出來的放射線可以使骨骼造影，包括不規律的影像如腫瘤，都可以在電腦螢幕上呈現。由於我沒有仔細閱讀說明，所以在注射之後到掃描之前，我和陪伴我的朋友一起到醫院的美食區喝茶，沒有遵照指示去「排尿」。在掃描的過程中，我很認真地看著螢幕，當掃描機移到我的骨盆區時，那兒似乎有一大塊發光體靠近我的脊椎底盤。突然間，我馬上聯想到一個可怕的畫面，我會因為癌症而癱瘓必須坐輪椅，直到放射師發出聲音問：「你沒有去排尿，對吧？」我的膀胱充滿了尿液，這使得放射性同位素全集中在哪兒。後來我火速去排尿，而且，就在我回來後，我脊椎上的「癌症」全都消失了呢！在骨骼檢驗後，我喝了幾杯一家知名的可樂，因為其中內含磷酸，可以促進我身體內的放射性化合物磷酸鹽儘快轉化為可樂中的非放射性成分磷酸。（若非基於這個原因，我絕對不可能喝這類的飲料，稍後我會討論。）

　　乳癌的類型超過一打以上，其中最常見的為源自乳腺的乳小葉癌和乳腺管癌。在經過所有檢驗結果後，我的乳癌是屬於非浸潤性乳腺管癌第一期。

全乳切除手術或乳房保留手術？

　　做完所有的檢驗後，我終於見到外科醫生，他告知我全部的檢驗結果。他很親切且明確地說明我的癌症期別，向我保證在保留乳房

手術和放射治療後，整個問題應該可以解決。他解釋說，他偏好的這種治療法可能會增加乳癌復發的機會，不過就整體的死亡率來看並不受影響。換句話說，不管是乳房保留手術配合放療法或是全乳切除手術，對早期乳癌治療的存活率而言都是一樣的。因此，我選擇可以保留我的乳房卻又不用冒著失去生命危險的乳房保留切除術。

我這次犯了一個錯誤，那就是單獨前往門診。壞消息搞得我心煩意亂，六神無主，我對於醫生的話完全是不清不楚。因此，建議患者能和其伴侶或朋友帶筆記本一同前往。

查令十字醫院的外科醫生和其他的會診醫生都很有同理心，卻也直話直說，我寧願他們坦白也不要他們給我不實的保證。

乳癌主要的治療方式有手術，其中包括乳房保留手術（切除腫瘤）和全乳切除手術（切除乳房）；放射治療（利用放射性射線）——通常是高能量的X光射線，藉此摧毀癌細胞；化學治療（利用破壞細胞機能的化學物質）或荷爾蒙療法（例如他莫昔芬，針對某些特定類型的乳癌）——抑制癌細胞得到它們生長所需的荷爾蒙。然而有些治療方法（主要是放療和化療）有很大的副作用，它們對人體的傷害程度反而連累了其治療上的效果。此外，它們也有可能因為不明的原因而有失敗的可能性。因此，醫生只能估計患者的存活率，而無法給患者任何的保證。

我之前做的那些檢驗，是要用來評估我要進行哪一種乳癌治療或採用混合治療法，以及判定我是屬於哪一種類型和哪一期的乳癌。之後，我經常與罹患乳癌的婦女交換心得，更加感到我是多麼的幸運，能一開始就在卓越的研究和教學中心查令十字醫院接受治療。許多女

性，包括有些接受私人且昂貴治療的婦女，她們的醫生只是一般的外科醫生，使用的治療法簡直就是「得過且過」、走一步算一步的方法，醫生完全沒有在一開始就評估與衡量患者的症狀。

要記住，找一個專業的團隊為你治療是很重要的！你要確保你的醫生瞭解你的看法，並且拒絕任何非專業的醫療中心，這一點都不誇張，你的生命很可能掌握在他們手上呢！以手術為例，你要確保為你進行手術的醫生每一年至少進行這類的手術三十次以上，並且詢問醫生的手術成功率是否在全國平均的水準之上。另外，詢問你正在接受治療的中心其平均存活率是多少。（這類的問題對要進行前列腺手術的男性尤其重要，因為這種手術比全乳切除手術更為複雜。）

就在一個星期日的下午，我做了一個最令我感到後悔的決定，當時我正在等待做放射治療，然而月經前的緊張和乳房的酸痛及硬塊讓我難受，我愈戳與摸它們愈覺得自己全身都是腫瘤。最後，在極度沮喪之下，我打電話到醫院，由於時間太匆促，平時為我看診的外科醫生無法幫我看診，所以我找了另外一位醫生。在那個時候，我並不知道醫療界對於乳房保留手術配合放療法和全乳切除手術這兩種治療方式有很大的爭議，我也沒有想到同一個團隊竟然會有完全相反的看法（雖然我知道科學家們經常是如此）。

總之，這位幫我看診的外科醫生和平時幫我看診的外科醫生作法不同，他鐵定是一個主張全乳切除手術的人。他堅決且明確地告訴我，我的非浸潤性乳腺管癌一定要做全乳切除手術的治療，否則，我會在三個月內死掉。他的態度很強硬，而我先生（也是一位科學家）也問了他一堆問題。那位醫生表示，他最近才完成乳癌分類的博士研

究，而根據他的研究結果，他建議我做全乳切除。由於我先生覺得那位醫生的話難以讓人信服，所以試圖說服我不要理睬他的建議。然而，我當時嚇壞了，簡直是嚇著離開，認定自己為了孩子（他們當時分別是六歲和十三歲），一定要選擇全乳切除手術。

之後，當我去看平時為我看診的外科醫生時，我堅決地告訴他我要做全乳切除手術，可是我卻覺得不該告訴他我改變心意的原因。我實在想不透為什麼當初我寧願相信他的同事而不相信他，恐懼和痛苦讓人的行為改變，像我這樣平時很理性的人卻變成像一個受驚的小孩，仔細思考，當時我應該要多要求一些時間好好仔細考慮。我不知道結果會如何，不過我始終都在想，假設我照著我的外科醫生的建議療法，我的癌症問題是否在那一刻就會完結了。

全乳切除手術是傳統的乳癌治療法，而且失去乳房是該疾病讓人心生最大的恐懼之一。很久以前，埃及就有關於乳癌的文獻記載，當時人們是以烙術或燒灼來治療病變組織。全乳切除手術是在文藝復興時期由解剖學家安德烈亞斯・維薩里（Andreas Vesalius）所創。在一八〇〇年代，外科醫生開始詳細記載乳癌患者，他們的資料顯示，即使是全乳切除手術，乳癌八年內的復發機率還是很高，特別是當腋下淋巴結也受到了癌細胞的侵襲。

十九世紀，外科醫生們都是進行根除手術。一八九〇年，美國外科之父威廉・霍爾斯德（William Halsted）首創全乳根除手術，主要是切除整個乳房、胸肌和腋下淋巴腺。後來，當最初進行這些手術的外科醫生意識到，這麼做並沒有使患者的存活率提高，於是他們開始也切除肩膀上部分的肌肉。直到一九二七年，英國外科醫生傑佛瑞・

凱恩斯（Geoffrey Keynes）首次指出根除手術很殘酷且浪費時間，他斷定當乳癌發現時，往往極少數的細胞可能早已隨著血液流經全身，因此，如果癌細胞尚未擴散或轉移，那麼進行這種手術則一點意義都沒有，同樣的假設癌細胞已經擴散，進行這種手術也是毫無意義。

　　一九八〇年代，當我進行治療時，這個爭議仍然存在，雖然當時一般的全乳切除手術會切除小部分的胸肌，不過切除的範圍已小很多了。在英國，全乳切除手術之所以比乳房保留手術更為普遍，主要是因為和手術相較起來，人們對於乳房保留手術後要進行的放射治療有不好的印象。而長久以來乳房保留手術在法國一直是首選的治療方法之一。國際臨床試驗已經證實，乳房保留手術配合放療法對早期乳癌治療的存活率和全乳切除手術是一樣的。我的外科醫生很顯然知道這一點，不過他的同事卻持相反的意見，就我目前看來，他的看法就只是完全根據他自己的博士研究而已！

　　不過，全乳切除手術仍具有重要的作用，假設腫瘤的比例占據了大部分的乳房，例如不只一個主要的腫瘤或乳房滿佈微小的腫瘤時，即適用此種方法。不過，上述的情況並不適用於我。

　　我從這個經驗中學到，醫療界對醫療程序之間的爭議往往不是大眾能瞭解的，不同醫生的看法很可能會完全不同。因此在同意進行重大手術之前，你最好要瞭解下列的問題。而稱職的好醫生應該要願意花時間詳細地為你解答這些問題。

- 手術整體的成功率是多少？（以及「成功」是如何界定？）
- 就我個人的情況而言，可能的結果會如何？

- 還有什麼其他的治療方式？有哪些分別呢？
- 你的醫生／外科醫生個人手術的成功率是多少？
- 有哪些副作用？（一般和罕見的。）
- 手術後，我的生活品質是否會受到影響？

　　大約在兩個星期後，我進行了全乳切除手術。就生理上而言，這種手術並不困難，手術前我和我的外科醫生及麻醉師聊過，我相信他們會好好照顧我。另外一件事情：在查令十字醫院，標準的作業程序是外科醫生在患者清醒時用黑色筆畫出要切除的乳癌部位。雖然這讓人感到不安，特別是畫在自己的乳房上，但只要一想到，若在麻醉過後醒來才發現切錯位置，那才更讓人痛心呢！於術前做記號並不是所有醫院的標準作業程序，但你可以堅持在麻醉前完成這項程序。在我手術之前，他們為我進行一些準備程序讓我放鬆，而在麻醉師數到十後，當我下一次醒來時，人就已經躺在恢復室了。

　　回到病房後，我發現左乳房有一道長長的傷痕，傷痕上還有一條引流管連接到一個瓶子，無論我走到哪它都會跟著我，那個瓶子內含一些透明的液體和一點血絲，這個引流管主要是預防傷口周圍產生大規模的瘀傷。除了在手術過程中打點滴的左手臂和左手背之外，我的身體沒有太多的不舒服。大約三天後，他們移除了瓶子和引流管，過了十天左右，他們幫我拆除乳房上的縫線。我的外科醫生每天都來看我，幾天之後，他告訴我，切下來的乳房組織病理報告顯示我的癌症沒有轉移，所有的淋巴結都已清除。腋下的淋巴結是身體預防癌細胞擴散的第一道防線，它們的狀況是診斷原發腫瘤癌細胞是否已擴散的

可靠指標，同時也可以用來評估癌症的期別。目前更先進的是能評估癌細胞是否轉移到淋巴結，大幅地降低淋巴水腫的可能性，其症狀是手臂內側疼痛腫脹。這種疾病可以治療，不過通常一旦症狀產生後就很難痊癒了。

醫生告知我，根據病理報告顯示，我應該沒有進一步的問題，也不需要做進一步的治療。在一九八〇年代後期，當我接受治療時，利用預防或輔助化療來處理未被偵測到的癌細胞在英國很少見。這種治療法目前在英國已逐漸普遍，並且被認為是英國近年來乳癌死亡率降低的原因之一。一九八〇年代，牛津大學研究指出，五十歲以上的婦女若使用輔助化療與他莫昔芬治療法，其五年內的存活率將會提高25%左右。在美國，這種治療法早在十年前已開始採用。最近有愈來愈多效果明顯的測試顯示，對於那些尚未發現到癌細胞的患者，他們多數都能從進一步的輔助化療中受惠。

後來我去了一次或兩次的物理療程，藉此改善左手臂的活動力。不過，隨後我決定按照自己的步調和時間表做運動。然而，有些人也許需要正式有紀律的物理療程。

疼痛處理

之前我拒絕醫生開的處方藥（包括他莫昔芬）或各大藥房藥劑師開的藥，未來我還是會盡可能地拒絕這些藥物。有時醫生會給患者類固醇來減緩因癌症或治療過程中的不適，不過這類藥物也會抑制免疫系統，所以我總是拒絕服用。還有，我盡量少用抗生素，而且我已不

記得上次使用止痛藥是什麼時候了，雖然這類的藥物不會導致癌症，但是只要能避免，我個人是不太用這些人造的化學品。

我很幸運，手術後並未感受到太大的疼痛。假設我感到疼痛，那我會嘗試用針灸療法而非化學止痛藥，特別是嗎啡。

針灸用於舒緩疼痛是最被接受的補充醫療法之一。事實上，一九八六年，英國醫療協會發表一份有關「替代療法」的報告，文中指出，針灸具有止痛藥的效果是有科學的根據。有一些獸醫經常會使用針灸來治療動物慢性疼痛的疾病，總括來說，從隨機對照的試驗證據顯示，針灸有助於舒緩疼痛的症狀，包括手術後疼痛。其中證據也指出，針灸對嘔吐也有效果，可知針灸有助於舒緩癌症和治療過程中的一些症狀，同時不會增添身體的化學負擔或其他的副作用。

乳房替代品

一開始他們給我一個塞滿柔軟羊毛的軟質尼龍代替乳房。大約過了六個星期，當傷痕明顯地癒合後，我去一個門診，有一位熱心助人的婦女幫我訂做一個內含矽膠設計良好的義乳，她是這方面的專家。許多人目前在全乳切除手術後就會馬上或在短時間內進行整型手術，查令十字醫院建議我好幾次，然而，當時我始終撥不出時間。但是，假設我真的有時間，我會要求用背部的肌肉而不是矽膠或其他乳房植入物。我的矽膠義乳大約在兩年後開始洩漏，我實在無法想像那種帶有黏性的東西滲入身體會有什麼後果？反正我也習慣了我的義乳了。

罹癌過程中的自我評量

　　在這個早期、關鍵的治療階段，我們來評估一下我做對以及做錯哪些事情？希望這有助於其他人做出適合他們的選擇。

我做對的事情：

- 堅強並且承認確實有問題存在。
- 儘快尋求醫生的專業建議和吸收資訊以平息我的恐懼。
- 確保我的醫生轉介我至專門的醫院，而不是一般診所。
- 請朋友與家人隨時協助，然而也要諒解某些親朋好友可能會過度驚嚇或焦慮而無法適時協助你。
- 做所有的檢查並且遵從指示。
- 聆聽態度積極正面的人的建議方法。
- 試圖擺脫腦中那些無稽之談，從科學的理念基礎去瞭解乳癌。

我做錯的事情：

- 對未來可能會發生的事情胡思亂想，而造成自己的恐慌與害怕。
- 聽信一些駭人聽聞的想法。
- 單獨一人前往瞭解乳癌診斷的結果。
- 受到非主治醫生太多的影響。
- 假設我可以重新回到疾病初期，我會問一個問題：「全乳切除手術會比乳房保留手術搭配放療法好嗎？」這一次，我會相信我的外科醫生而不是他的同事。

惱人的復發

　　當我在醫院時，我不厭其煩地問醫生和護士：「到底是什麼因素導致乳癌，有什麼方法可以避免乳癌復發？」由於他們不斷地提起雌激素，所以我問他們是否有什麼飲食法可以避免攝取過多的雌激素或降低體內的雌激素。可惜他們似乎難以回答這類的問題，所以他們請我去找營養師瞭解詳情。

　　那位營養師好像完全被我的問題搞得昏頭轉向，並且答應我要仔細研究一番，然而卻從此石沉大海，他從未接聽過我的電話。總而言之，他們就是建議我要試著忘掉乳癌，往正面的方向思考。當時的醫療人員似乎認為他們是「照顧」我的專家，而我不該這樣一直自尋煩惱。我相信他們這麼做是為我好，希望我保有一個正面積極的態度。

　　不過，我無法接受他們的建議。從我接受的訓練中，對於問題一定要有一個合理的解釋，這樣我才能處理它們。所以，我開始閱讀正統和補充醫學的文獻，很快地，我發現了邁克斯‧傑爾森（Max Gerson）和阿勒‧福布斯（Ale Forbes）兩位醫生的研究，他們提出抗癌飲食法。當時，在所有治療癌症的方法中，改變飲食對我而言似乎是最合乎道理的，所以，我開始留意我的飲食和生活方式，以符合布里斯托飲食法（Bristol diet）的建議。布里斯托飲食法是福布斯醫生所寫的抗癌飲食法，其中說明優質營養的元素和建議食用未經加工處理與非精製的食物，例如豆類、穀物、種籽類，以及用印度式純淨奶油（ghee）來烹煮食物，其中可以食用一些優格和煮熟的牛奶。我告訴身邊每一個人──包括查令十字醫院的醫生，關於這個飲食法的

眾多好處，儘管他們對此感到懷疑，然而我深信我將不會再有任何乳癌方面的問題了。

在接下來的五年中，我定期做檢查。然而，儘管我保持樂觀的態度，但我卻開始感到不安——好像有個令人厭惡的東西正在皮膚表面下蠢蠢欲動。

我不記得第一次確切的時間，不過，我開始格外注意左臂疤痕組織下方一個又大且堅硬的腫塊。不過，每當我向為我做身體檢查的醫生們提起時，他們總是安慰我，告訴我那只是較厚的疤痕組織。我相信了他們，部分的原因是因為我遵從健康的生活方式，並且落實布里斯托飲食法，憑我認真的程度來看，那一個腫塊應該不可能是癌症。

然而，它就是癌症。

在一九九二年的定期檢查後，我決定自己來測量那個腫塊的大小，並且做紀錄以判斷它是否有變大或者只是我的想像而已。我用一種難以去除的黑色墨水和考古學家測量化石的卡尺來測量那一個腫塊。一九九三年年初，當我到查令十字醫院做例行檢查時也帶著測量表隨行。那個腫塊變大了，雖然一年小於兩公釐。我將測量表給為我做檢查的年輕醫師過目，我告訴她我的擔憂和之前醫生安慰我的話，於是她決定為我做乳房穿刺。幾天之後，我被召回醫院動手術摘除那一塊腫瘤，兩個星期後，我再次回去切除另一個我在疤痕組織裡發現的腫塊，這個同樣也是癌細胞，這已是第三次我自己發覺到癌症了。

手術後接著一連串的檢驗，這些檢驗和我在一九八七年第一次診斷罹患癌症時很類似。結果顯示我的癌細胞並未擴散，然而他們建議我做一個放射治療的療程。我接受他們的建議，我相信這會為我清除

左胸上的「癌症蘑菇場」。

　　許多人擔心放射線，這一點都沒錯。放射線大量使用在診斷醫學上，其中包括乳房X光攝影、X光片、骨骼掃描與放射治療。放射治療主要是利用高能量的X射線或γ射線對身體腫瘤做體外（體外照射）或體內（將放射源植入體內）的局部治療。我們不知道放射線破壞癌細胞的確切方法，不過專家認為放射線對所有細胞都有殺傷力。由於癌細胞較易被放射線殺死，正常細胞對放射線的耐受性較強，且較容易修復，因此放療就是利用這個原理來殺死癌細胞。

　　放射治療主要的好處之一是它可以保留癌細胞周圍的組織結構，所以和切除手術相較起來，其受損的面積較小。同時放射線還可以殺死可能手術漏掉的微幅擴散癌細胞，而且這對年紀大、體力衰弱的患者也較安全。不過，有時它也未能徹底消除腫瘤中的所有癌細胞。和手術一樣，放療也是屬於局部治療的一種，它對第三、四期（轉移）的癌症患者除了減輕症狀外，並無大太的效益。雖然全身照射足以殺死所有的癌細胞，卻也會破壞生命所有的重要組織。

　　我的情況則是利用直線加速器所射出的高能量X光射線來殺死癌細胞。當我被轉到查令十字醫院放射科時，一位優秀的放射科醫生馬上贏得我的信任，因為他詳細地為我解說所有的細節。他清楚與耐心向我解釋接下來會發生的狀況，並且一一地回答我所有的問題——這是好醫生的另一個特點。

　　之後，我被帶到一個計算照射角度與強度的治療室，這個房間看起來非常高科技，就好像是電影《００７》中的情節。不過，那位親切與專業的放射治療師讓我心中的不安一掃而空，他在我身上做了一

些黑色點的記號。至今我身上仍然有這些黑點，但是，除非我特意指給別人看，否則它們是不太容易被注意到的。放射科醫生也告訴我，由於我的肺部組織會受到放射線的傷害，所以在治療後，我會失去15%左右的肺活量。大約在一個星期之後，我終於開始接受放射治療。我必須平躺著，然後他們將一個生理食鹽水袋放在我原來的左乳房上（我意識到，這麼做是為了重建乳房保留手術後的照射條件）。之後，離開房間的放射師會將機器移到第一個定位，並且持續地與我交談好讓我安心。每次治療時，我的左胸會接受三種不同定位的照射，其用意是消除胸部上的癌細胞，同時將肺部的輻射傷害降到最低。

一開始，放療並未對我造成任何的影響，不過，漸漸地，我的皮膚看起來好像嚴重地曬傷。即使到了今天，只要有光線照到我的胸部，我那個接受照射的區塊邊緣就會重現。而關於治療因放射線而導致疼痛的建議琳瑯滿目，尤其是來自替代療法醫師的建議，然而，有些草藥含有防腐劑，我認為那只會使我的症狀惡化而已。就我個人的情況，我決定不用任何的乳液或藥劑，並且保持良好的飲食（當時還是布里斯托飲食法），同時增加食用內含類似太空人會服用的抗輻射藥丸成分的天然食物（稍後會提及）。此外，雖然我身體其他的部位會用天然香皂洗淨，但是，接受輻射的區塊我只用低水流的清水清洗。查令十字醫院的醫生們對於我的皮膚在放療後復原良好且迅速感到非常的滿意。

很多人搞不清楚放療和化療的分別，還有，它們的副作用也不同。就我而言，除了接受輻射的範圍外，其他方面我並沒有感到任何不適。我認識的人當中，沒有人因為接受乳癌放療而掉頭髮或感到

噁心（不過頭部或消化道類型的癌症，接受放療可能會有上述的症狀）。在接受放射治療後，我需要接受血液檢驗，以確保我可以繼續接受放療。我留意到，他們經常檢查與維修放療的設備，這個過程非常的重要，因為不良的設備是非常的危險。在為期七週的時間裡，我做了三十五次放療。治療結束後，他們為我做一個全身的徹底檢查。過了六個星期，我又再一次接受檢查，該結果顯示，我身上已經沒有任何癌細胞了。於是，我和朋友們辦了一個午餐慶祝會，我感到如釋重負，心情愉悅。這一次，我們真的抗癌成功了。

然而，大約過了六個星期，在七月某個星期五的早上，當時我正在和英國地質調查局的資深同事聊天時，無意間我將右手放在脖子上，鎖骨的正上方。再一次地，我感覺到淋巴結上一個小小的硬塊，我立即知道，癌症又復發了。

我不知該如何形容我的感受。也許你看過一些恐怖電影，那些超自然的邪惡殺手不斷地復活回來殺害他的受害者，我真是太低估它了。為什麼這個怪物不離我遠一點呢？我確實戰勝它，擊敗它了，難道這還不夠嗎？然而，它還是再度復發——毫無疑問的，這絕對是癌症。癌症絕對不會放過我，直到奪去我的生命為止，這個殘酷的事實讓我深受打擊。

我馬上拿起電話打給我的放射科醫師的祕書。他在半個小時之內就回覆我，並且向我解釋，就算他即刻見我，他能做的也很有限，因為他需要乳房專科的設備。於是他幫我預約隔週星期二的下午。在檢查我的脖子後，他應該知道那又是癌症，不過，他還是為我做了穿刺檢驗。他向我保證，就算是癌症，我們仍有其他的治療方法。而我卻

不這麼認爲。

　　隨後這個腫塊在一天之內的手術過程中被切除，雖然切除的是癌細胞腫瘤，然而，這只是個小小的手術。事到如今，我連感覺都沒有了，我對這些事情完全感到麻木。

　　事後，他們建議我服用他莫昔芬（抗雌激素），不過我拒絕了，因爲我知道這會增加其他類型癌症的風險，例如子宮內膜癌。此外，我認識幾個服用他莫昔芬的婦女，雖然她們能夠忍受不舒服的副作用，但最終她們仍然死於癌症。當時，我根據個人看法而非統計數字拒絕此項治療。因此，他們建議我接受卵巢放射治療來達成，以誘導停經，進而消除體內的雌激素和其他的激素。

　　「卵巢抑制」可以透過手術或放療，而放療是目前較普遍的作法。我個人的情況是接受放療，對此我反而比做胸部放療更害怕。我特別擔心這種突然的停經，因爲我知道在很短的時間內，我會看起來老很多、皮膚失去光澤、頭髮變灰白，而且還可能罹患骨質疏鬆症。此外，我知道多數的西方婦女在停經後身材會走樣，也就是所謂的中年發福。一開始，我確實出現熱潮紅的症狀，不過，在我開始奉行我的新飲食法後，這些症狀就消失了。很顯然地，我看起來不像停經的婦女，因爲在會議上，同事們經常開口向我借衛生棉條，我相信，我之所以回復青春絕對是稍後我將提及的飲食法所帶來的功勞。

　　大約在腫塊切除後兩個星期，我到查令十字醫院拆線。我記得外科醫生隨口告訴我，該腫瘤確定是乳癌細胞構成的。再一次地，他爲我做全身健康檢查，並且宣佈他在我身上找不到任何癌細胞了。

　　所以，到此爲止，沒有癌細胞了。現在，我身上所有的癌細胞都

已清除，而且我體內的雌激素——所謂最大的危險因子，也許並未完全消除，不過也已經降低了。

如果這一切是真的就好了。

拆線後大約兩個星期，就在我剛完成誘導停經照射治療後幾天，我留意到傷疤處有一個更大又癢的腫塊，這個腫塊在幾天之內就出現了。腫塊周圍有疼痛的感覺，雖然它大得很明顯，但腫塊本身則不會痛。事實上，它看起來像半個水煮蛋黏附在我的脖子上。起初，我以為它是感染，並且與放射科醫師預約看診時間。當他檢查我的脖子後，他以最溫柔和誠懇的語氣告訴我，癌症又再次復發，對此，我心中那股強烈不祥的預感讓我不知所措。

肯定沒希望了，我只想放棄，而且馬上死去，繼續再這樣下去又有什麼意義呢？我覺得不管我怎麼對抗癌症，似乎永遠都無法擺脫它。

然而，再一次地，放射科醫師人很好。他為我加油打氣，並且花時間說服我接受化療，雖然我聲稱沒這個必要了。最後，我同意這值得一試，哪怕只是給我與家人更多的相聚時間也好，因此，他為我安排治療在三天後開始。

我對化療的印象讓我很擔憂，我心中有一個畫面關於化療的副作用——禿頭、頭髮稀疏、嚴重噁心和嘔吐，其中我最擔心的是頭髮掉光光。因此，我決定找一間信譽良好的公司，做一頂好的假髮來解決這個問題，而其中一個小祕訣就是請我的髮型師幫忙。他協助我挑選顏色和髮質，並且將之修剪成我平常慣有的髮型。然而，除了髮型師幫我修剪時我戴過一次之外，之後我從未戴過，因為我的頭髮並沒有

減少。

查令十字醫院的化療部門卓越聞名。化學治療是施予抗癌藥物，透過血液循環系統流經全身，因此這是一種全身的抗癌治療。目前抗癌藥物有多種化學化合物，而且還有許多新型的藥物正在接受篩檢與測試。化療藥物的作用原理通常是抑制脫氧核醣核酸（DNA）複製，阻斷細胞分裂以抑制癌細胞生長。至少在某些情況下，抗癌藥物被認為具有誘導癌細胞自殺或凋亡。不幸的是，化療藥物會侵害體內所有的細胞，特別是對那些生長快速的正常細胞影響最大，例如腸胃道黏膜細胞、毛囊細胞、骨髓造血細胞及生殖幹細胞等，這也是為何化療常見的副作用有噁心、嘔吐、掉髮和貧血，而且會降低身體的抵抗力，增加內部出血的可能性，因為藥物減低骨髓的造血功能，導致紅血球、白血球及血小板過低等問題。

正如細菌對抗生素產生抗藥性一樣，有些腫瘤也會快速地對化療藥物產生抗藥性。事實上，有些腫瘤只要使用過一種藥物後，它就會對某些藥物產生抗藥性。就我個人的化療過程，我使用的藥物為滅癌靈（Methotrexate）、5-FU（Fluorouracil）和環磷酰胺（cyclophosphamide），其中前面兩種藥物的作用為「假裝」是細胞內生化反應的其他物質。和放射治療一樣，化療的效果是取決於正常細胞的恢復能力，而癌細胞則是永久被破壞，因為它們失去了DNA的「修復工具包」。

我的療程是連續兩個星期四做治療，之後休息三個星期後再開始。整個療程大約需要六個月，總共十二次的治療。總括來說，我在查令十字醫院的治療狀況不錯，而且醫護人員竭盡所能地為我減輕來

自療程的任何不適或壓力，不過這個過程仍然很艱辛。我要求他們實在地評估我的生存率，好讓我可以為我的孩子做好萬全的計劃與安排。他們告訴我，我大約還有三個月的壽命——如果我夠幸運的話，可能是六個月之久！

　　每次做化療前，醫護人員都會為我做幾項檢驗，以確定我的身體是否可以再一次承受化療。一開始是量體重，接下來是做尿液和血液測試，以確保我的紅血球和白血球並沒有降得太低。當結果出來後，醫生會根據我的檢驗報告開出化療藥物的處方，然後我自己到醫院的藥局拿藥。就我的情況下，一開始他們會為我注射滅癌靈，之後用點滴的方式將其他的藥物注射到手背上的靜脈。

　　化療過程中的不舒服在所難免，在醫院時我覺得沒什麼大礙，直到離開醫院後四到五個小時，我才開始覺得不舒服想嘔吐，即使已經吐不出任何東西來。不過，當我將減輕化療副作用的藥物改為Andonsetron時，這些症狀就減少許多，因為它能阻斷因化療藥物所觸發的嘔吐反應，這讓我可以在做完化療後幾天就能夠回到工作崗位上。

　　儘管我的癌症在化療初期就已消失（見第三章），不過醫護人員仍然勸我完成療程，於是我完成整個療程。除了嘔吐之外，另一些輕微的副作用為唇皰疹（我用生大蒜來治療）和指甲感染（泡溫鹽水），這些都是因為化療破壞了我的免疫系統所造成的結果。同時，我的牙齒也有一些膿腫，因此我的牙醫為我做特別的護理（因為我明確地告知他我正在接受的癌症治療類型）。此外，由於服用減輕副作用的藥物，導致我有嚴重的痔瘡，然而，在食用亞麻籽後，這個症狀

很快就消失了。亞麻籽在許多健康食品商店都買得到，而且還有其他抗癌的好處（請參閱第五章）。

就在第五次復發之後，癌症竟然真的來個大逆轉，消失了而且不再復發。另外，對我很重要的是，我並沒有掉頭髮。事實上，我的頭髮變得又黑又濃密，我將這歸功於我的新飲食法和生活方式。其他奉行「草本飲食法」的化療患者也表示他們並未因化療而掉髮。

我的放射科醫師在我完成第五次治療時，對我體內找不到任何癌細胞深感欣慰，不過，他擔心一旦化療結束後，癌細胞又會再度復發。然而，這個情況並未發生。七年後，我的癌症始終未復發。很顯然地，當時他們給予我的藥物是最經濟實惠的標準藥劑，就算查閱目前的醫學文獻都可以清楚地看出，但光靠這些藥物是不太可能治癒我的癌症。

在我痊癒兩年後，查令十字醫院打電話給我，他們要提供一種先進的化學治療給我，他們告知我，雖然這種化療非常昂貴，**但醫生們被我的積極態度打動，還有我的存活時間超過他們的預期，所以他們認為應該盡全力來協助我。不過，我謝絕他們的好意，因為我知道我痊癒的關鍵在於其他的因素。**

在接下來的章節中，我將告訴你我如何從癌症中痊癒，更重要的是，我如何確保癌症不再復發。

治療癌症的各項準備

綜合建議

1. 堅持在有乳癌專門團隊的醫院治療，其中包括乳房外科醫師（不是一般的外科醫師）、放療專家和化療專家。

2. 當你到醫院找醫生諮詢時，記得與另一半或朋友同行。並記得要隨身帶筆記本和筆，以避免不必要的混淆與緊張。

3. 如果你感到驚慌失措或心情起伏不定，在做決定性的選擇前，例如全乳切除手術或乳房保留手術搭配放射治療，請醫生給你更多的時間考慮，確保自己是在心平氣和的狀態下決定。

診斷時

4. 仔細聆聽和閱讀指示，並且遵照指示行事，以避免需要重複做測試，進而減少暴露於放射性物質和受其他診斷藥物的影響。

5. 骨骼掃描結束後，可以喝含有磷酸的可樂等，以加速體內放射性藥劑的排出。

手術前

6. 手術前，當你意識清醒時，確保執行手術的外科醫師已清楚地在將要切除的乳房或腫塊範圍做好記號。

放射治療期間

7. 接受放療的範圍洗澡時只用清水洗淨，並且使用低速水流。不要使用香皂，可用不含乳霜的純橄欖油塗抹在皮膚上，即使乳霜成分為

草本也要儘量避免，因爲其中可能含有會刺激皮膚的防腐劑。

8. 多吃海藻類、每天一顆有機蛋和大量的大蒜，這些可以供給身體類似半胱氨酸的化學作用，例如太空人就是運用半胱氨酸來修復DNA的（請參閱第五章）。

化學治療期間

9. 參考髮型設計師的建議，購買一頂適合你的假髮，並請設計師將之修剪成你喜歡的髮型。同時多喝葉酸含量高的果汁以減少掉髮的現象。

10. 只喝煮過的開水，這樣可以殺死水中的微生物，以避免免疫力降低的患者產生疾病和腹瀉的症狀（請參閱第五章）。

最新訊息

好消息是……

近年來在西方國家，乳癌的死亡率有逐年下降的趨勢，平均每年大約減少一到二個百分比，而英國似乎是乳癌和肺癌死亡率下降最多的國家，其中乳癌死亡率下降要歸功於更進步的診斷和治療技術，而肺癌死亡率下降則是因爲吸菸人口數減少。有趣的是，其中一種癌症死亡率下降是歸功於更好的治療，另一種則是因爲預防。因此，我希望人們可以從本書中得到一個訊息，那就是，我們可以藉由遵循本書第五和第六章所列的草本飲食方案中的飲食和生活因素來預防乳癌、卵巢癌和其他癌症，如子宮腫瘤與大腸癌等等。

最新的掃描技術

從我寫這本書的第一版到目前為止，掃描的技術有許多重大的發展，其中包括電腦和影像的運用。由於現在的乳癌診斷會透過各種不同的掃描方法，所以我們不妨針對一些最新掃描技術的優缺點做一個初步的瞭解。

切記！有一些掃描方法。如電腦斷層掃描和骨骼掃描，兩者涉及游離輻射。此外，檢測異常的多種類型掃描如骨骼掃描，可能會造成關節炎與癌症有關或無關的退化性疾病的病變。通常，患者要採取何種掃描法往往取決於醫生的喜好，不過，我認為患者一定要充分地瞭解並與醫生仔細地討論。不管採用何種掃描法，患者要掌握全面的資訊以做好完善的檢查準備。另外，婦女本身在進行掃描前，要負責任地告知醫生其目前的健康狀況，例如懷孕或授乳中的婦女，以減少不需要的輻射線。

放射性同位素骨骼掃描

將帶有同位素的磷酸鹽經由靜脈注射至人體，目的是讓骨骼「上色」，以判讀骨骼內是否有異常累積之同位素亮點，藉此來診斷是否有骨骼轉移。

由於此檢查對於是否有骨骼轉移很靈敏，所以假陽性率相對的也比較高。

檢查後，喝幾杯含有磷酸的知名可樂，可以促進體內放射性磷中和為不帶放射性的磷，並且加速將放射線劑排出體外。

電腦斷層掃描（CT）

電腦斷層掃描可以將身體的每個層面，以精確的構造影像顯現於電腦上，是一種利用人體組織對X光吸收的程度，來判斷組織結構是否正常的無痛又快速的檢查方式。相較於一般的X光檢查，電腦斷層可以進一步顯示體內各層面的結構，提供更準確的診斷。

電腦斷層掃描的費用相當昂貴，有些私人機構會提供全身的掃描。由於這種掃描法不具經濟效益，會增加患者暴露於游離輻射的機率而且成本極高，所以仍有許多的爭議。

磁振造影（MRI）

又稱為「核磁共振」，這是最先進的醫學影像技術，利用RF射頻波激發體內水、脂肪中的氫原子，使其產生共振，進而產生不同強度的信號以顯示出人體和器官詳細的三維圖像。由於過程中是利用高磁場，並未使用輻射線，因此，磁振造影檢查並無輻射傷害的顧慮，是一種安全性高的非侵入性檢查。

正子電腦斷層掃描（PET）

正子電腦斷層掃描是檢測癌症擴散較新的一種方法，它的原理是利用注射帶正電子藥劑如氟化去氧葡萄糖（FDG）進入體內，藉此偵測體內細胞代謝葡萄糖的情況。由於癌細胞會大量攝取葡萄糖，因此癌細胞處的葡萄糖顯影會有增強的現象，所以正子電腦斷層掃描可以正確找出癌細胞的位置，甚至發現隱藏的癌細胞。

雖然葡萄糖劑的活性時間很短，無需擔心輻射劑量殘留體內，不

過，任何懷孕或哺乳中的婦女，在進行PET檢測之前一定要先告知醫
生自己的身體狀況。

前哨淋巴結切片術

　　前哨淋巴結切片術已愈來愈普遍，是一種微創侵入性手術，目的
是用來確定患者癌細胞是否有擴散到淋巴結。前哨淋巴結指的是最先
可能受到癌細胞轉移的指標淋巴結。方法是於手術前，在腫瘤周圍皮
下注射同位素或染劑，隨後這些藥劑會隨腫瘤周圍的淋巴循環到附近
的淋巴結。之後，經由目視或同位素測定儀協助確認前哨淋巴結的位
置，然後取下淋巴結做化驗，假設發現癌細胞已轉移則再進行傳統的
淋巴結清除手術。根據統計，前哨淋巴結切片術的準確率高達95%，
它目前正逐漸取代正統的淋巴結切除術和病理檢查。雖然它適合許多
患者，但並不適合所有的病人。前哨淋巴結切片手術適用於早期乳癌
患者，早期乳癌患者腫瘤通常比較小，所以可能沒有淋巴結轉移的情
形，因此在手術切除部分乳房後，若確定前哨淋巴結沒有轉移，那麼
就不需要做腋下淋巴結切除術。

微創手術

　　微創手術是現代治療乳癌的趨勢，醫師將盡可能地為患者保留乳
腺組織，目前治療乳癌最主要的手術仍是全乳切除和乳房保留手術。
乳房腫瘤小於一公分的婦女現代多是採用乳房保留手術，之後再配合
放療法治療。

乳癌術前治療

日前許多醫院會提供乳癌術前治療給一些局部晚期乳癌的患者，利用他莫昔芬、安美達錠（anastrozole）等藥物或化療來「縮小」大腫瘤的尺寸，以避免進行全乳切除術的可能性。這種作法的另一項優點是藥物或化療的成效很容易可以衡量，而不像腫瘤切除後的病例那樣難以估計。

乳房重建手術

乳癌患者的乳房重建時機在乳房切除手術後，可分為立即性重建和延遲性重建，這有助於婦女恢復正常的外觀。乳房重建手術技術目前有很大的進步，包括乳頭和乳暈區的重建。不過，許多婦女仍然選擇不接受乳房重建手術。儘管世上最優秀的整形外科團隊提供我這個手術，然而，每當我回到查令十字醫院做年度檢查時，我仍然挪不出時間來進行這種手術——我懷疑我會挪出時間才怪！

如果妳考慮接受乳房重建手術，妳不妨在進行乳房切除術前和你的外科醫生和整形外科醫生做詳細的討論，這可以促使外科團隊為妳安排最適合妳的手術方案。

化療

化療通常有治療和休息的週期，目的是讓身體恢復。化療的副作用取決於藥物的類型和劑量，能反映出體內的癌細胞及快速生長細胞，如消化道、毛囊細胞或紅血球和白血球細胞及血小板所受到的損害，其症狀包括：

- 沒有食慾、嘔吐和噁心。

- 掉髮。
- 起疹子，特別是雙手或雙腳。
- 感染、出血和瘀傷的發生率提高。
- 疲倦。

大多數的副作用會在療程後消失，然而，停經和不孕可能是永久性的。

如果你因化療而沒有食慾，以下為一些飲食生活上的小訣竅：

- 少量多餐，或者在想吃東西時吃些小點心，也許是一天四至六餐，以取代正常的三餐飲食。
- 將點心（例如種籽類、堅果類和新鮮或乾燥的水果）擺在隨手可得之處好讓你想吃東西時很容易就可以吃到。
- 如果你想吃液體食物，可以嘗試喝點湯、果汁、花草茶或綠茶。
- 遵循草本飲食方案原則，嘗試多樣化的食物。
- 可能的話，飯前先散步一會兒，可刺激食慾。
- 與朋友或家人一起吃飯，如果單獨用餐時，不妨聽聽音樂或看電視。

光動力療法（PDT）

光動力療法是一種治療乳癌的新療法，原理是先以光感物質標定腫瘤細胞，等到光感物質附著在癌細胞上後，再以特定波長的光照射癌細胞，隨後，當光和光感物質起化學作用後，光感物質會產生細胞毒性，進而殺死癌細胞。

PDT治療的第一步爲給予靜脈注射光感物質，第二步則是以特定的光照射腫瘤，激發體內的光感物質產生化學反應，進而殺死癌細胞。通常PDT的傷口比手術還小，復原的時間則視光滲透的深度而定，有時長達數個星期以上。

PDT治療的重點在於可以減少乳癌復發的機率，這一點是傳統乳癌治療難以達到的成效。但除此之外，PDT的副作用可能包括皮膚和眼睛傷害。通常都會有一些輕微和短暫的不適，視皮膚的部位而定。

曬傷和眼睛受損。和所有的治療一樣，PDT的副作用因人而異，同時也取決於光感藥物的類型、給予藥劑的時間和光照深度而定。雖然藥劑多數會被癌細胞所吸收，不過，它也會使正常的表皮皮膚細胞，包括眼睛的表皮細胞對光很敏感，所以患者在進行PDT治療後的幾個星期內，要避免暴露於陽光下，也要避免長時間暴露於室內的強光照射。

疼痛。接受PDT治療的腫瘤部位會有疼痛的感覺，患者可服用止痛藥來舒緩疼痛。

腫脹。有些藥物會造成腫脹，這種症狀通常是暫時性的，必要時可以服用類固醇藥物來減少發炎的症狀。

其他副作用。視身體治療的部位而定，包括便祕，治療的方法爲多吃高纖食物；如有噁心反胃情形，治療的方法可以採用針灸和飲用人參茶。

不安分的細胞

在這一章,我將用我希望在第一次被診斷罹患乳癌時,醫護人員可以告知我的方式解釋何謂癌症。本章的內容是來自最近發表的科學論文,不過,我將以平易近人,不會讓人感到驚恐的語言來解釋。

當我第一次告訴我母親關於我的病情時，她說：「但是，我們家從來就沒有發生過類似這樣的疾病啊！」

一開始，我被她的反應嚇到，之後，我記起一些老人家（還有一些年輕人）經常將癌症視為是一件丟臉的事情：一個不惜一切代價都要隱瞞的家族祕密，就好像是性傳染病或精神疾病。通常訃文上會委婉地敘述「久病不起」，而不是直接地表明死於癌症，也許這是因為人們的迷信和內心的恐懼吧！

我想許多人聞癌色變是因為對癌症缺乏基本的認識。即使在今天，大多數的人似乎對癌症仍然不瞭解。就某個層面來說，癌症是很容易理解的：它只是體內某些細胞開始不守規矩而出現的狀況。那什麼是「不守規矩」或特異或不尋常的癌細胞行為呢？這麼說好了，在正常的情況下，身體的部位是不會失控恣意生長、不會攻擊或吞噬其他的部位，不會隨意四處遊走或在體內另闢一個新的殖民地的，然而，這些正是癌細胞的作為。

若要明瞭為何癌症很難治療和治癒，我們需要更進一步瞭解它，並且知道更多的基本資訊。如果你打算跳過這一章不看，讓我求求你最好不要——這不會很複雜，而且看完也不用考試！知識就是力量：假設你瞭解癌症的基本科學知識，你就更有能力保護自己，若是你是一位患者，那你在治療方面就可以更投入，並且能夠在這日益威脅婦女的頭號殺手的公開討論過程中發揮重要的作用。身為一位科學家在面對這個疾病時，我不得不盡全力找出有關這個疾病的任何蛛絲馬跡。我發現掌握最新的證據有助於讓我擺脫腦海中那些無稽之談，使我對癌症和其治療方法更加瞭解，進而協助我不再感到那麼的害怕。

健康細胞出差錯！

你的身體是由無數個細胞所組成，而且相互之間有著複雜的關係。通常，你的細胞不會不受控制地生長，它們不會侵犯彼此的領域。例如你的腸道或乳腺管細胞不會出走，然後開始在肺部或肝臟等其它器官上生長，然而癌細胞的屬性正是如此，這也是它們之所以危險的原因。

即使癌細胞已從人體切除下來，放入實驗室的培養皿生長，它們的活動模式和正常細胞還是大不相同。例如，正常細胞對它們的營養來源很挑剔，不過癌細胞則不會。另外，正常的細胞在接觸到彼此後就會停止複製（稱為接觸抑制現象）。相反的，癌細胞仍然會不停地增殖堆積成山，因為它們會產生一種名為端粒酶（telomerase）的酵素，使它們停止計算到底它們已複製自己多少次了。

那麼，為什麼癌細胞要作怪呢？為什麼它們會失控呢？假設我們任其發展，最終它們會遷移到身體其他的部位形成另一個腫瘤，這個過程我們稱為轉移。要瞭解這一點，首先你要明白，你的身體會在必要的時刻製造新的細胞，然而，對某些組織而言，「必要的時刻」其實是指無時無刻。當身體「耗損」後，體內就會製造新細胞來取代老化或死亡或損害的細胞，這個過程我們稱為「細胞分裂」，更學術的用語則為「有絲分裂」。

當細胞達到一定的臨界尺寸和代謝狀態時，它們就會分裂並且製造新的子細胞，而且子細胞繼承了和母細胞一模一樣的遺傳信息。並不是所有細胞分裂的速度都是一樣的，例如成人的肝臟細胞在正常的

情況下是不會分裂的，不過，假設肝臟其中一部分透過手術切除，它們即可以經由刺激而產生分裂。另一方面，人類的骨髓幹細胞是一個很好的例子，它們的分裂速度迅速，幾乎是持續不斷的。平均紅血球的壽命大約只有120天，而成人體內大約有2.5兆個紅血球，為了要維持這個紅血球數，身體每秒鐘大約要製造250萬個新的紅血球細胞。就總計來看，成人每二十四小時大約就分裂了兩兆個細胞，平均每秒就有2,500萬個細胞分裂呢！

　　通常，細胞只有在收到指示或在周圍細胞的允許下才會複製，它們根據一個複雜且高難度的運作系統，以維持一生的體形和尺寸。因此，你的耳朵和眼睛、雙腳和雙腿，以及身體的其他部分才能維持一定的比例。

　　現在你可以想像一下，如果這個過程出差錯會造成什麼後果。假設某個細胞群組複製的速度變快，其結果就是產生愈來愈多對身體沒有助益的細胞，而且，它們吸收營養的速度也會愈來愈快，這就是所謂的腫瘤。如果細胞停留在原地並沒有直接侵犯到周圍的組織，那我們會稱之為良性。如果細胞侵犯到鄰近的組織，並且擴散到身體其他的地方，而且在該處繁殖成為續發性或轉移性的腫瘤，我們便稱之為惡性。正因其具有侵入體內其他部位的能力，所以希臘名醫希波克拉底稱這種異常的細胞為「karkinos」，字義上為「巨蟹」，這也是現代「cancer」（癌症）字義的由來。

認識癌細胞

　　這個過程怎麼會出錯呢？嗯！這一切全都是關於「控制」，細胞分裂、有絲分裂的運作是依照既定的週期。首先，細胞在下一個週期前會長到一定的大小，並且製造新的蛋白質，之後，它們會複製兩條相同的細胞染色體。下一步，細胞染色體會排列，最後再分裂為二。這整個過程是為了使細胞在分裂後所產生的兩個子細胞都各含有與原來細胞中數目相同的染色體，以取代原來的細胞，而這一連串的過程則是由細胞的基因所控制。

　　人體內每一個細胞都含有數以萬計個基因。基因不只決定我們眼睛和頭髮的顏色，同時還包括細胞分裂、生長和凋亡的指示。基因可以看作是一個針織圖案或電腦程式，而癌細胞之所以成形，就是在這個過程中出現了一些錯誤。試想想，假設一件毛衣是根據錯誤的針織圖案編織而成，那麼成品將會如何？道理是一樣的。

　　大多數的細胞，不管它們的外型或功能如何，都有一個外牆稱為細胞膜，牆內則有一種黏稠的液體稱為細胞質。另外，除了紅血球外，所有的細胞都有一個「控制中心」稱為細胞核。細胞核中有由細長的雙螺旋DNA（去氧核醣核酸）所構成的染色體，其中包含我們的基因。這些基因會指定特定的蛋白質展開它們的任務，一旦某個基因被啟動，它就會製造某種蛋白質。然而，突變（異常基因）可能會造成基因製造數量或類型不正確的蛋白質，進而發送錯誤的訊息。接下來，當細胞開始進入有絲分裂的週期時，因其中含有異常的基因，於是，就好像一個印錯的針織圖案，進而編織成一件畸形的毛衣。

　　許多類型的細胞，包括乳房和前列腺細胞都有受體。受體是細胞對外界的接收器，它們可以接收來自體內別種細胞釋放出來的激素、生長因子與神經傳導物質等等。舉例來說，它們可以讓各種激素或生長因子「停靠」與傳送它們的訊息。每個受體的一端會伸出至細胞之間的液體中，另一端則是伸入細胞的細胞質，它們就是以這種方式建立一個管道傳遞訊息。例如，當一個生長因子「停靠」在一個適當的受體時，它的訊息就會直接地進入細胞質。接下來這個訊息就會從一個蛋白質傳送到另一個蛋白質，直到抵達細胞核。這個分段遞送的過程通常被稱為一種「通路」。一旦訊息抵達細胞核，它就會啟動基因著手進行它們的指示，以這個例子來說，細胞會開始其生長的週期。不過，同時細胞還可以接收其他的訊息。

　　基本上，正常細胞有三種類型的基因，可能會出錯而產生癌細胞：第一個為「增殖」基因，醫生和研究人員稱之為「原癌基因」；第二個為「停止增殖」基因，也就是腫瘤抑制基因；第三個為「修復」基因，指示細胞修復受損的細胞，或者，在最壞的情況下，自行銷毀（細胞凋亡）。

　　目前，大多數醫生認為，癌細胞是系出一般的祖細胞，只不過它們在某一個時間點——可能是多年以前，腫瘤尚未成形之前——開始產生異常的複製。由於某種未知的原因，一個或多個對細胞有絲分裂很重要的「生長」、「抑制」和「修復」基因的「針織圖案」產生了一連串的錯誤，進而導致祖細胞變成了癌細胞。在正常的情況下，身體有一套複雜的「品管」系統，以確保偵查到此類的錯誤並且將之排除——讓受損的細胞自動消毀（程序性細胞凋亡）。但不知何故，這

類的祖細胞迴避了身體的品管防護系統，並且開始不受控制地生長。再加上，正常的DNA修復機制無法運作，並且由於某些原因，人體的免疫系統辨識不出癌細胞為異常細胞，所以無法將它們殺死，甚至連「最終極的解決方案」細胞凋亡都無法運作。從這個過程你就可以知道，癌症是一連串系統運作失常的結果，從細胞的基因異常開始。

這種基因的異常稱為突變，大多數的癌症都含有一種或多種下列這三種最主要的基因突變類型。

第一種可能會出問題而產生癌症的基因為「原癌基因」，在正常的細胞下，該基因會製造一連串的蛋白質，負責傳送來自受體的「增殖」訊息，將訊息從細胞外傳送到細胞核，指示細胞進行生長、發展和分裂。當製造這些蛋白質的基因受損，它們很可能就會製造太多或錯誤類型的蛋白質，進而指示細胞不當地增殖。

受體和細胞核之間分段傳送訊息的過程我們有時稱為「通路」。當生長因子——存在於細胞和細胞之間的液體中——接觸到細胞受體時，一條通路就會被開啟或「點燃」。換而言之，「增殖」訊息的轉運就開始了。

但在癌變的細胞中，負責轉運的蛋白質無法在該停止時停止或「關閉」它們的運作。在多種乳癌類型的情況下，異常的原癌基因在細胞該停止複製時，仍然不斷地指示細胞「啟動」——被認為就是那些控制生長因子行為的基因。

第二種可能會出問題而產生癌症的基因為「腫瘤抑制基因」。在正常的細胞下，這些基因可以解讀為是限制細胞生長的一連串蛋白質，包括透過細胞間液，讓細胞彼此傳遞信號。所以，假設有一個細

胞恣意地增殖，那麼，這些基因可以製造一組蛋白質，傳遞不同的信號到細胞核，告訴細胞「停止增殖」。而遺傳性或家族性乳癌則是因為BRCA-1和BRCA-2腫瘤抑制基因突變而導致病發。根據統計指出，大約有5%—10%的乳癌是由這種突變基因造成的。在家族之中，這種異常的基因會代代相傳，無關乎母系或父系。但是，並不是所有帶有這種乳癌因子的人都會發展成為癌症。此外，若有近親罹患乳癌，也不代表你的家族就有這種乳癌的遺傳因子。

因此，瞭解自己是否遺傳了會誘發乳癌（或前列腺癌）的突變腫瘤抑制基因，有某種程度的重要性。

如果你想知道是否遺傳了這些缺陷的基因，一定要找專業的醫療人員諮詢。然而，我認為，由於遺傳的突變基因是和乳癌腫瘤抑制基因有關，所以就算知道了也無濟於事。不過，我相信改變特定的飲食和生活方式可降低罹患乳癌的風險，如此一來可減少身體接觸生長因子（原癌基因）、激素或仿激素物質的刺激。

第三組和癌症有關的基因為控制複製和修復DNA的「修復基因」。舉例來說，這類型其中一種基因為「P53」，而人類多數的癌症都是和P53基因缺陷有關。該基因製造的蛋白質可以解讀為「基因守護人」，它會指示細胞修護受損的DNA和抑制受損的DNA複製。在最壞的情況下，它們會引導異常的DNA細胞自殺或凋亡。然而，一旦P53基因受損，它就會容許受損的DNA存活甚至複製，好讓受損的細胞可以存留甚至累積下來。

在幾種類型的癌症中，解讀為蛋白質的異常基因通常存在於細胞內深處。然而就乳癌的例子來看，最新的研究指出，這些問題都是和

蛋白質在細胞間與細胞間液之間傳送刺激或抑制生長的訊息有關，而不是像某些癌症一樣，異常基因存在於細胞深處。這表示，就乳癌患者而言，改變體內的化學變化，例如改變飲食或生活方式，相對的比較輕鬆與快速。關於這個部分我將於第五和第六章做深入的討論。

有別於以往的新理論

我們體內許多的組織含有「幹細胞」，有助於受損的細胞再生。例如，大腦中的海馬迴負責記憶力，如果人們長期處於壓力之下或患有嚴重的憂鬱症，海馬迴可能會因此萎縮，不過，當情況好轉時，海馬迴可以再生，因為其內含大量的幹細胞。與一般細胞不同的是，這些細胞具有自我更新的能力，並且可以轉變成其他類型的細胞。

直到最近，大多數的科學家認為癌症細胞系出於一般的原始細胞，也就是在成為癌細胞之前，它是乳房或卵巢中正常的細胞。例如，在某一個時間點，通常是發現腫瘤的前幾年，產生了一連串不適當的複製程序。最近，其他科學家指出，腫瘤是因為所謂的癌性幹細胞所引起的，它本身具有正常幹細胞的屬性，特別是具有「自我複製」和「分化多細胞」等能力。這些科學家認為，這些存在於腫瘤的癌性幹細胞會產生新的癌組織，因而導致腫瘤惡化或癌症復發。研究人員針對不同器官進行癌細胞的分析結果支持了這項理論，因為所有腫瘤原始細胞的研究顯示，在每一種情況下，正常組織的更新都需要幹細胞。即使持反對理論的科學家們也不否認幹細胞的存在，相反地，他們還指出腫瘤內大多數的細胞都具有幹細胞的特性。這個理論

說明了爲何癌細胞基因非常的不穩定，同時，這也是爲何它們很快地就會對正統治療產生抗性的原因。

當我們在研究生長因子對於促進癌細胞形成所扮演的角色時，癌性幹細胞的理論就顯得特別的重要，因爲正常幹細胞的命運取決於細胞信號，特別是那些來自生長因子的信號。就目前看來，似乎是那些生長因子在控制幹細胞的發展，包括癌性幹細胞。

chapter **2** 重點摘錄

- 癌症（cancer）這個字源自於「巨蟹」（Crab），有不幸的含意，就好像是一種生物緊咬著你不放。然而，這種比喻完全不正確，因爲癌細胞只不過是我們體內一些正常細胞不安分的活動而已。

- 根據人類基因的研究方案，我們更加相信疾病的發生很可能是因爲細胞基因缺陷所造成的結果。不過，絕大多數的乳癌患者極有可能是因爲生活方式和環境所造成的。

- 癌症的形成有三個主要的階段。最初階段爲啓動，也就是正常幹細胞受到致癌因子的刺激（如DNA受到化學物質的傷害），進而轉化爲癌前期症狀。第二階段爲促進階段，細胞轉化爲癌前期細胞。第三階段爲演化階段，也就是細胞病變癌化形成癌細胞。

- 雖然身體有許多清除受損細胞的系統，然而癌細胞不僅可以生存，它們的增殖力甚至比正常細胞還要快速，而且有些媒介物還會促使它們增生。因此，促進和演化這兩個階段非常的重要。目前許多科

學家認為，促進階段是決定癌症是否成形的關鍵期。

- 有許多有力的證據指出，「激素」和「與促進和增殖激素」有關的癌症，如乳癌和卵巢癌之間有顯著的連帶關係。

- 雖然有幾種激素已被證實會影響乳癌生長，不過，雌激素似乎是影響最大的一種。最近，某些生長因子，如第一型類胰島素生長因子（IGF-1）和表皮細胞生長因子（EGF）被證實具有促進乳癌形成的作用。

- 體內血液生長因子如IGF-1含量過高，會導致罹癌風險增加，而且不僅止於乳癌而已，而是包含各種類型的癌症，例如前列腺癌、肺癌及大腸癌等。

- 科學家們最近指出，腫瘤生成是從癌性幹細胞開始。這些細胞是具有正常幹細胞屬性的癌細胞，也就是具有「自我複製」和「多細胞分化」等能力。這個理論說明了為何癌細胞基因很不穩定，而且為何它們對正統的治療很快就具有抗性。

- 癌性幹細胞理論意指生長因子在癌症形成的過程中具有重大的影響力，因為正常幹細胞的命運取決於細胞信號，特別是那些來自生長因子的信號。

- 結果顯示，似乎是雌激素等激素和IGF-1等生長因子提供「刺激」，啟動了乳癌細胞，進而促進癌細胞生長的速度比正常細胞快，因而導致癌症的產生。

- 本書第四、第五和第六章提供你一些科學文獻的最新資訊，說明如何降低體內激素和其他激素及生長因子的含量，以預防體內癌症的形成和擴散。

找到第三顆草莓

在這個章節，我將解釋我如何善用我的科學與知識
背景，還有在中國與韓國的研究經驗，加上來自那
些國家和泰國、日本同事的共事心得，再憑著一點
好運氣，找出我認為是造成乳癌（很可能也是造成
前列腺癌）最主要的因素。

在第五次乳癌發病的痛苦與恐懼平息後，我非常確定一點——唯一能救我的就是我內在的那位科學家了。

事實再明顯也不過了，從醫生告知我的訊息和閱讀醫學、藥理學及化學的文獻中看出，單靠化療是不太可能治好我的癌症。這五年來，醫生給我的建議我照單全收，而且進行所有他們建議的治療方法，我甚至還奉行著名的抗癌布里斯托飲食法和生活方式。即使如此，我的脖子上還是長了一顆堅硬的腫瘤，像半個水煮蛋一樣地黏附在我的鎖骨上，而且在短短十天內就長出來了。毫無疑問地，我的淋巴系統已受到乳癌細胞的侵襲。（就算癌細胞擴散和轉移到其他的器官，它們仍然保有最初發病器官的特性。例如，儘管癌細胞已擴散到肺部、腦部、骨骼或肝臟，乳癌細胞仍然是乳癌細胞。稍後你會明白，這方面的知識很重要，它讓我終於知道要如何克服我的疾病。）

多年前，我曾經與一位專精多發性硬化症的美國醫生共事。當時他形容疾病是一種「吃角子老虎機症」。這是一個奇怪的運算方式，所以，當我首次聽到這種說法時，我好奇的問他含意為何。

「假設你在拉斯維加斯」他回答：「你正在玩吃角子老虎，你得到了一顆草莓——沒什麼大不了。你得到二顆草莓——還是沒什麼特別。不過，如果你得到了三顆草莓，賓果！你中頭彩大獎了。」

他的意思是：如果一個人有三分之二（以圖形表示就是二顆草莓和一顆檸檬）涉及多發性硬化症的相關因素時，他不會出現任何症狀。然而，在較為罕見的三顆草莓情況下，麻煩來了——你就會罹患這種疾病。就多發性硬化症的情況而言，這三種因素分別為遺傳因素、感染（當時科學家們流行解讀為慢性病毒）和環境或生活方式。

癌症就像是多發性硬化症，可以被視為是一種多因素、多期別的疾病。這個想法帶給我第一次真正的一線希望：雖然現今對於我最初如何罹患癌症已無力扭轉（可能是多年前就已成形），不過，我依然可以做許多努力來消除促使它復發的可能性。

由於乳癌對不同的人而言，其發展的速率和階段都不同，這看起來似乎是體內存在著某種環境促使癌細胞無法無天地增殖，而最終讓它們侵害到體內的其他器官。這個模式也可以用來解釋，為何有些人罹患癌症仍然可以存活很久，或者甚至從未復發過。基於這個原理，我一定要找出並消除那個不知名的因素，也就是所謂的「第三顆草莓」，為的就是要戰勝我的疾病。

所以，我發揮我內在科學家的本質，開始著手進行我這一生中最重要的研究。這件事也像一翻兩瞪眼一樣，交易下場就是我是否存活的關鍵：如果我的看法正確就能救回自己的命；反之，如果我的看法錯誤，這可能就是我最後的一個研究了。

在我內心裡的科學家精神

現在，我想告訴你我的一項特質，當時這個特質讓我受益匪淺。身為一位地質和環境科學家，我被訓練成能夠透過觀察自然界的景象，例如岩石、化石、火山和地震等自然現象，從而得到不少資訊，並將這些資訊拼湊起來發展成為理論，以試圖瞭解地球及其系統是如何發展成現在這個樣貌。

像我們這種自然科學家的研究方式和生物與醫學科學家的研究方

式是迥然不同的。想想看，地球發展過程的時間太過久遠，我們不可能進行試管測試或像生物科學家一樣在控管良好的實驗室進行研究。

自然科學家則是透過拼湊不全的碎片，通常是非常稀少的資訊，進而從這些觀察再觀察中推理、綜合和推敲成為理論。如果你還記得第一章我形容的「知識大樹」，自然科學和其他學術相較之下，自然科學家從事的就是屬於較上層的根部系統和枝幹方面的研究。

這種作法一直以來都很成功。在過去至少一個世紀半以來，這種研究方法讓我們更瞭解地球驚人的進展與演變。

除了坐以待斃或尋找出路之外，我再無他法。因此，我決心要為自己找一條出路，運用所學的自然科學訓練來控制我的病情。我立志要戰勝癌症！

我提醒自己：儘管全世界投資數十億美元在研究如何降低癌症死亡率；儘管醫生費盡心思治療照顧所有的癌症病患，但是基本上，我們手中掌握的工具和二十年前沒兩樣。我拒絕接受一般的預測——根據我的癌症類型和已發展的期別，然後就斷定我最多只有三到六個月的壽命。我決定要以自然科學的方法來看待乳癌，並且試著將之視為一種自然現象的疾病。我嘗試以正統達爾文整體論的方式來研究癌症。因此，我最初期的方法為：看證據、數據、統計、資料和觀察、觀察再觀察。

誘發乳癌的可能因素

當你想在稻草堆找針時，首先你要先找到那堆確切的稻草堆。有

時候，要找到確切的稻草堆，其過程就像大海撈針一樣困難。

這正是我的感受。我知道我該如何應付我的危機——利用我學過的觀察技巧，但是，我到底應該從何處下手呢？

這就是個問題。當時人們認爲乳癌主要的因素有遺傳、長期受到雌激素的刺激、動物性脂肪的攝取量、人格特質和壓力。那麼，假設這是正確的，我必須針對這五項主要的因素進行評估，更何況我的時間所剩不多了。很快地，我對每一個因素做初步的評估，而這個方法似乎很適合我。以下是我最初的思考過程：

遺傳因素

我第一件事情就是告訴自己，我的母親和她的姐妹都沒有罹患過乳癌，我的外婆和她的姐妹們也沒有罹患過癌症並享高齡。之後我調查我父親家庭中的婦女，她們也沒有類似的疾病。另外，我的家族中都沒有出現過任何類型的癌症病例。因此，沒有任何證據顯示我是因爲遺傳因素而誘發乳癌。研究指出，遺傳基因BRCA-1和BRCA-2的突變是誘發乳癌最主要的兩大因素。然而，只有5％到10％的患者是因爲遺傳缺陷導致病發。雖然每個乳癌細胞都包含突變基因，但是，遺傳到一個突變的「乳癌基因」卻不一定會罹患乳癌。在有乳癌患者的家族中，該突變基因會遺傳給下一代的女性或男性，然而，正如之前所言，並不是每位帶有這種基因的人都會發展成乳癌。事實上，該突變的遺傳基因原本是抑制腫瘤的基因。這表示，如果誘發乳癌的因素能被移除，那麼，即使遺傳了這些帶有缺陷的基因，也能降低罹患乳癌的風險。就我的例子而言，我決定了——這不是我要研究的方向。

雌激素

從十九世紀以來，女性荷爾蒙雌激素一直被認爲和乳癌有關，一位蘇格蘭外科醫師喬治・畢森（George Beatson）觀察到切除卵巢後的婦女，其乳房腫瘤逐漸變小。因此，人們認爲女性長期受到雌激素的刺激會提高罹患乳癌的風險，影響包括初經過早、延遲生育，以及到了晚年時停經過晚。有些科學家表示，體重增加和使用避孕藥及荷爾蒙替代療法，也會大幅地增加體內雌激素的刺激。

婦女本身的雌激素是誘發乳癌的主要因素，關於這一點對我而言似乎最不合乎常理。否則爲何所有懷孕的婦女都未罹患乳癌？還有，早在荷爾蒙替代療法尚未發現之前，那些停經很久的婦女爲何還會罹患乳癌？她們體內的雌激素不是早已大幅地減少了嗎？事實上，年紀愈大的婦女（罹患乳癌的體內雌激素愈低）風險卻反而愈高。身爲一位自然科學家，在我看來，雌激素似乎只會在另一種或多種基本因素具備下，造成體內化學機能失常後才會誘發乳癌。於是我決定在這方面做更詳細的探討，我也會在下一個章節中做進一步的討論。

脂肪

許多科學家仍然認爲西方的飲食和乳癌風險提高有關，並主張其因素是在於總脂肪的攝取量，特別是飲食中的動物性脂肪含量。但是，在連續對爲數不少的婦女們追蹤十年的婦女們，結果卻顯示其中並無明確的關聯性。如今我們知道，不同飲食習慣的人所攝取的脂肪也大不相同。例如，愛斯基摩人攝取大量來自鯨魚、魚類和其他海洋生物的脂肪，而這卻沒有增加他們罹患乳癌的風險。就我個人而言，

多年來，我都是遵循官方的飲食指南來攝取脂肪，我只食用瘦的烤肉或碎肉，低脂的乳酪、脫脂牛奶和優酪乳。因此，我很確信「脂肪」絕對不是我要探討的因素。

人格特質和壓力

美國心理治療師羅倫斯‧樂珊（Lawrence LeShan）表示，經常給自己壓力的人似乎容易罹患癌症。事實上，他的說法太牽強了，好像罹患癌症的人具有某種的「人格特質」。我和其他許多罹患癌症的婦女，都是長期處於日常生活的壓力之下或曾經遭逢不幸的事件，而許多人也是如此，但不一定每個人都會罹患癌症。最近，一項大型的對照研究指出，多數人以為的情緒因素（不管是因為意外而引發的悲傷或是本身的焦慮或抑鬱）並沒有太多的證據足以證實它會導致癌症。即使如此，這對我來說，倒不失為是一個好主意，讓我有機會思索如何處理壓力，關於這個部分我將於第六章做進一步的探討。

在完成我的評估後，我認為除了壓力之外，沒有一個符合我的情況。舉例來說，我的初經來得很晚，並且，我從未服用避孕藥或荷爾蒙替代藥丸，而雖然時間有長有短，我生了三個孩子，每個孩子都是餵母乳。此外，我只攝取少量的動物性脂肪，還有──我的女性祖先或女性親屬都是活到八十五歲以上的高齡，而且從未罹患癌症。

我總覺得在某處，勢必還有其他的因素，我一定要把它找出來。

「好戲開始了！」

「來吧！華森，快一點！」當福爾摩斯找到令人興奮的線索時，

他就會對華森大叫，「好戲開始了！不要說話，快穿上你的衣服，跟我來吧！」

當你從事科學偵查的研究時，你會感到一股快感，即使你是與時間在進行一場殘酷的賽跑。就算那個時候我正在接受化療，偶爾我會感到極度的不適，但我仍然有種追尋答案的刺激感，因爲我開始爲自己的生存動起大腦了，然而，我還不是很確定該從何處著手。

科學家理當屬於邏輯和冷靜類型的人，他們願意用漫長的時間，不辭勞苦地完成他們的研究結果。不過，讓人吃驚的是，如果不加上一點好運氣的話，許多科學的突破是不可能發生的，而我就剛好有這個好運氣。

關於是什麼引起我的乳癌的第一個線索，發現的時間點是在我先生從中國工作回來後，當時我正在接受化療療程。他帶給我一些來自中國朋友和同事的卡片與信件，以及一些治療乳癌的中藥栓劑。它們看起來像火箭煙火，直到今天，我仍然不知它們的內容物。我將這些栓劑送到查令十字醫院研究，但醫院方面從未告知我該研究的結果。儘管當時情況不樂觀，但我們還是笑到不行，我記得我說：「假設這個是中國治療乳癌的方法，這也難怪中國婦女不會得到這種疾病了！」

這些話在我心中迴盪，爲何中國婦女沒有乳癌呢？我腦海中閃過一個圖表，那是多年前一位中國同事給我看的圖表，該圖表爲中國癌症死亡率分布圖。

來自中國的訊息

我一直對這份中國癌症死亡率分布圖感到很好奇，它顯示中國不同地區各類癌症死亡率的分布圖。例如肺癌分布就明顯地集中在主要的市區（根據西方研究指出，受污染的城市其肺癌的罹患率比農村地區高，特別是吸菸人口多的地區），以及錫或鈾的礦區，因素之一可能是吸入放射性氣溶膠。總體而言，中國胃癌的死亡率很高，不過，該圖示指出，這個情況大多發生在北方較寒冷、多雨和高山地區；相較之下，南部熱帶地區的胃癌罹患率則較低。導致這類型癌症的因素被認為是人們在設備不良與衛生條件不佳的環境下儲存食物過多，進而使食物產生微生物而引起的。這份圖示強調癌症並非只是一種單一的疾病，而是經由多種因素所造成的疾病。

當我第一次看到這個分布圖時非常震驚，因為中國整體的乳癌死亡率竟然是如此的低。該圖表顯示每十萬名婦女只有一人死於乳癌，這和許多西方國家每十名婦女就有一名死於乳癌相較之下要低得許多。我知道，不管怎樣，那些來自不同國家的資料，不能只是這樣對照就行了。首先，它們要轉換成符合牛津大學教授理查·多爾爵士（Sir Richard Doll）的年齡分類分布圖，否則很可能會有錯誤的假設結果。舉例而言，若某一種類型的癌症其罹患的年齡層主要是中年與老年人，例如乳癌和前列腺癌，然而人口A的年輕人口數比人口B多，那麼，整體罹患癌症的人口數A則會比B少很多。不過，這是一種錯誤的假像。因此，統計人員開發一種簡單的分類法，可以調整這些年齡差異上的問題，這個方法我們稱為「年齡標準化」。

　　然而，即使是使用乳癌和前列腺癌年齡標準化發病率，中國和日本的乳癌罹患率和西方國家比起來還是要低許多。（請參閱下一頁的表格1）。

　　年齡標準化的資料顯示，中國農村（祁東縣）乳癌的罹患率最低，大約每十萬名婦女只有十一人罹患乳癌（前列腺癌甚至更低，每十萬名男性只有0.5人罹患該疾病！）。而中國城市（上海和天津）的乳癌罹患率則是農村的兩倍。當時，我認為這也許和城市嚴重受到污染有關。

　　在高度城市化的香港，每十萬名婦女有三十四名會罹患乳癌。日本的廣島和長崎也有類似比率的罹患率，不過，別忘了，這兩個城市都曾經受到核武的攻擊。因此，通常癌症除了和污染有關之外，另一個很可能也和某些輻射線有關。

　　不過，從這些資料看來，我們可以得出一個結論。如果你是一位西方女性，住在日本工業化、受到輻射污染的廣島，過著日本式的生活，那麼你罹患乳癌的風險很可能將會大大地降低一半。

表格1：年齡標準化罹患率

（每十萬名為一單位）

地區	女性乳癌罹患率	男性前列腺癌罹患率
中國祁東縣	11.2	0.5
中國上海	26.5	2.3
中國天津	24.6	1.9
香港	34.0	7.9
日本廣島	33.4	10.9
日本宮崎	31.1	9.0
日本長崎	27.1	9.1
日本大阪	24.3	6.8
日本佐賀	19.1	6.7
日本山形	22.7	7.9
英格蘭和威爾斯	68.8	28.0
蘇格蘭	72.7	31.2
美國（白人）	90.7	100.8
美國（黑人）	79.3	137.0

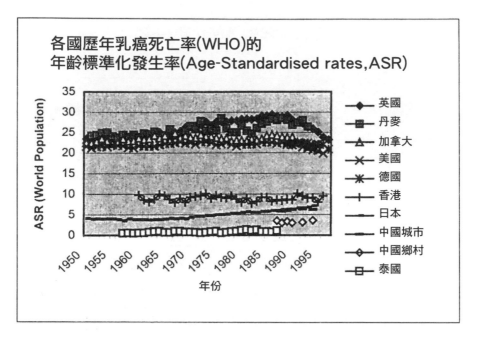

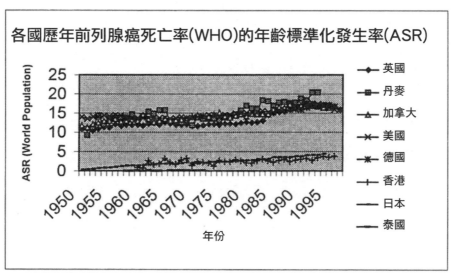

不容忽視的結論

很顯然，某些生活方式才是西方婦女乳癌罹患率激增的因素，無關乎污染、城市化或環境因素。

我還記得我曾對我先生說：「拜託！彼得，你才剛從中國回來，他們的生活方式究竟是哪裡不同？為什麼他們很少人罹患乳癌呢？」

彼得和我討論有關一些科學家的主張，他們認為東方國家如日本和中國都是大豆高攝取量的國家，這使得這些人口的女性免於罹患乳癌。黃豆是最有營養的豆類之一，四千多年以來，它是東方國家最主要的蛋白質來源。它的製品有豆漿、醬油、豆腐和其他製品，還有可以生吃的豆芽菜。

證據顯示，黃豆含有抗癌成分，特別是它的植物性雌激素含量很高，人們認為這種成分具有預防癌症的功效。它的作用和藥物他莫昔芬（抗雌激素）很類似，可以阻斷雌激素對乳房或乳癌細胞受體的影響。另外，大多數的豆類植物都含有大量的抗氧化劑，這也可以解釋為何它們具有防癌的保護作用。

有機和非基因改造的大豆是優質的蛋白質來源，我將之納入我的飲食當中，針對停經婦女它更還有許多其他好處。只是當時我的飲食已包含了大量的黃豆製品卻仍復癌，因此我相信這個不是我要找尋的因素。

幾個星期後的某一天，發生了一件特別的事情。

彼得和我已經一起密切合作研究多年，我不記得到底是誰先說：

「中國人不吃乳製品！」

　　當時內心那種突如其來的「悸動」不是非科學家所能瞭解的。瞬間，我回想起許多中國人有乳糖不耐症，還有，許多與我共事的中國人都曾經表示，牛奶是給嬰兒喝的，以及，我的一位華裔好友總是客氣地拒絕晚宴上的乳酪甜點。在我認識的那些很傳統的中國人之中，沒有人用牛奶或其他的乳製品來餵食嬰兒。傳統的中國人會找奶媽，但從不使用乳製品。

　　從文化的角度來看，中國人覺得我們西方特別重視牛奶和乳製品很奇怪。我記得在一九八〇年代，文革結束後不久，我招待一群大型的中國科學家代表團。在外交部的建議下，我們請宴會部提供含有大量冰淇淋的布丁做爲點心。在詢問布丁的內含物爲何後，所有的中國科學家，包括他們的翻譯，都堅決地婉拒食用布丁，無論我們再怎麼勸服，他們仍不爲所動。當時我們都很開心，因爲我們多了一份額外的點心呢！

　　前一陣子，我到北京出席一個國際會議，曾經與兩位資深的中國女科學家共進午餐。過程中有一位全身帶著強烈香料和大蒜味的男人經過，我那兩位女科學家留意到我的反應。其中一位咯咯地笑，不好意思地問我，「你覺得中國人聞起來像什麼呢？」

　　我認眞地想並誠實回答：「沒什麼特別的。」然後，我反問她：「那你覺得西方人聞起來像什麼呢？」

　　她們笑了幾聲（通常這反映出其中有一些尷尬）──在我鼓勵她們之後，她們最後說：「西方人聞起來像發酸的牛奶！」

　　最近，我翻了一些東方的食譜（中國、日本、韓國和泰國），其中都未提到乳製品。

博命！用最後的機會自我實驗

　　我研究替代保健系統已經有好幾年了，從我最初罹患乳癌後我便開始從事這方面的研究。從中我學習到，許多物理治療家認為，身體發病的位置就已提供了一個有關該疾病起因的線索，特別是對那些我們已知原因的癌症病例。例如肺癌和吸菸、吸入放射性氣溶膠或石棉塵有關；皮膚癌和過度暴露於陽光下有關。因此，乳癌看來極有可能是攝取來自動物乳腺的生化液體（牛奶），進而導致體內發送錯誤的訊息給自己的乳腺，也就是我的乳房。

　　我的確是個超級愛喝牛奶的人。在我初次發現乳癌之前，大量的乳製品是我的主要蛋白質來源，例如脫脂牛奶、低脂乳酪和優酪乳。當我們外出吃飯時，我也會和孩子們吃一些便宜但瘦的碎牛肉，例如漢堡。或者偶爾在家做義大利麵或其他低成本的肉類菜餚。

　　在我最後一次癌症復發，頸部淋巴結上長出腫瘤時，我一直都是吃優酪乳和一些煮過的脫脂有機牛奶，這些都是哥森（Gerson）和布里斯托飲食法允許的食物。布里斯托飲食法建議以印度式奶油來烹調食物，而且其中有一份食譜的沙拉醬汁是以全優酪乳為主。另外，布里斯托飲食法的書還提及，廣泛使用優酪乳來治療乳癌案例的詳細歷史紀錄。我曾經很仔細地挑選只含「活性」菌種和「有機」品牌的優酪乳，或者我也經常使用「有機」牛奶來自製優酪乳。為了克服化療，一開始我會吃有機優酪乳，藉此協助我的消化系統，讓我腸道內的「有益」細菌復原和重新繁衍。

　　但是，根據彼得和我來自中國飲食的洞見，我決定即刻起不再

食用任何乳製品。乳酪、奶油、牛奶和優酪乳，以及任何包含乳製品的食物——我全部將這些東西倒入洗碗槽或扔進垃圾桶。令人驚訝的是，有太多產品都含有乳製品，包括罐頭濃湯、餅乾和蛋糕。甚至市面上自有品牌的黃豆、葵花籽或橄欖油的植物奶油也含有乳製品。於是，我成了一個熱衷閱讀食品標籤的讀者，並因此發現許多處方藥物都是以乳糖爲主劑。

我成了實驗品

走到這一步，我很堅持要用卡尺來測量我那顆最新且最大的腫瘤進展，更將結果繪製出來。儘管醫生和護士給我正面的鼓勵和回應，然而，我個人準確的觀察告訴了我殘酷的事實：在經過第一次化療後，那顆腫瘤並沒有產生任何的變化，腫瘤的大小仍然是一樣的。

後來，我停止食用所有的乳製品。

短短幾天，那顆腫塊便開始縮小。大約在第二次化療後的兩個星期，就在我停止食用乳製品的一個星期後，我脖子上的腫塊開始變得很癢，之後逐漸變軟而且變小。之前我記錄的那張毫無變化的繪圖，如今已漸漸往下，這表示那顆腫瘤已愈來愈小了。

停止食用乳製品約六個星期後，在一個星期六的下午，當我做完一個小時的冥想後，我伸手摸一摸那顆腫瘤的大小，卻怎麼也找不到。於是我下樓，請我先生摸摸我的脖子，他也找不到那顆腫瘤曾經存在的蹤跡。星期四，我去找了查令十字醫院的癌症專家。特別針對

之前脖子上那顆腫瘤的位置，他爲我做仔細的檢查，他一開始很困惑，過不久，他很高興地告訴我：「我找不到它了。」他和我一樣開心的不得了。當我去看一九九九年爲我做全身例行檢查的同一位專家時，他告訴我，我的化療基本上和過去二十年所用的藥物並沒有什麼不同。所有我的醫生似乎從不指望，像我這種類型和期別的癌症（很顯然已轉移到淋巴系統）可以存活下來，更別提能老當益壯。

當我第一次和我的癌症專家討論我的理論時，他對這個概念抱持著理解但懷疑的態度。不過，我知道現在他在演講時也會使用中國癌症死亡率分布圖，並且建議乳癌病患採取不含乳製品的飲食法。

現在我相信乳製品與乳癌（可能也和前列腺癌）兩者之間的關係和吸菸與肺癌的關係很相似。事實上，流行病學研究早在二十年前就曾經指出，乳製品攝取量和罹患乳癌的風險呈正比關係。例如，一九七〇年一份研究發現，乳製品攝取量低，而其他脂肪攝取量高的地區，其乳癌死亡率相對也較低。另一項研究顯示，飲用牛奶（特別是全脂牛奶）或乳酪的婦女，其罹患乳癌的風險相對的比較高。一九七七年，科學家研究日本乳癌的發病率，結果發現，經常攝取乳製品的市區，其乳癌的發病率都有明顯增加的趨勢。

我相信，是我找出乳癌和乳製品之間的關聯，我更開發出一套專門維護乳房和激素系統健康的飲食法讓我痊癒。一開始，我很難接受像牛奶這種「天然」的物質竟然會對健康帶來這麼可怕的影響，或許你也會很難接受。在下一個章節，我會指出乳製品中可能導致乳癌的罪魁禍首。

各種可能的危險因子

危險因子是指會增加你罹患癌症的風險。不同類型的癌症各有不同的危險因子，例如吸菸是肺癌、口腔癌、咽喉癌、膀胱癌和腎臟癌的危險因子。

然而，帶有某一種危險因子，或者甚至是數種危險因子，並不意味著你一定會罹患癌症。有些婦女帶有一種或一種以上的乳癌危險因子，例如突變的BRCA-1或BRCA-2基因，然而她們卻從未罹患乳癌，反倒是有些婦女沒有常見的危險因子卻罹患了乳癌。

危險因子主要有三種。有些像是年齡或種族的危險因子是無法改變的，有些危險因子是來自環境，如人造化學物質，這些只能透過法規來規範，以控制有害化學物質的使用量。第三類危險因子為飲食和生活習慣，這些因子可以透過我們個人的努力而扭轉，也就是所謂的可避免之風險，消除這些風險因子有助於我們預防乳癌和卵巢癌。同時，再配合正統的醫療就可以治療癌症。以肺癌為例，其中一個主要可避免的風險因子為吸菸。而乳癌、卵巢癌和大腸癌之主要可避免的風險因子為飲食和生活方式。遺憾的是，這類重要的訊息卻很少在預防乳癌的資料中提及。

過時的危險因子

根據英國癌症研究中心的資料指出，乳癌的危險因子為年齡、生育史、初經過早及停經過晚、接觸激素、體重、體力活動、酒精、飲

食、身高、游離輻射、 社會經濟狀況、乳房密度、良性乳腺疾病和個人或家庭乳癌病史。讓我們從更多細節來探討以上這些過時的危險因子和症狀，以確定哪些風險因素為可控制的因子，也就是可以出局的草莓。

年齡：沒錯，在西方國家，乳癌發生率是隨著年齡而提高。乳癌往往是六十五歲以上女性癌症死亡最常見的原因。

然而，這個危險因子就不適用於東方國家那些維持傳統生活方式的婦女們。我預估隨著她們飲食方式的西化，東方國家乳癌的發生率將逐年增加，不過，這將出現在年輕的婦女身上，因為她們通常是最先從傳統飲食方式轉為西式飲食的族群。

家族乳癌病史：如果曾經有血緣親近的親屬罹患乳癌，那麼該婦女罹患乳癌的風險會比較高。血緣親近的親屬包含母系或父系任何一方。

生育史：根據英國癌症研究中心的資料指出，「已開發國家的婦女罹患乳癌的風險比開發中國家的婦女還要高。」許多這種變化是可以解釋的，他們宣稱，「已開發國家婦女的小孩數量較少，母乳哺育的時間相對的也較短。」我不同意這種看法。日本是首批墮胎合法化的國家，就人口統計學上來看已西化數十年，但是，他們的乳癌發生率卻沒有我們這麼高。然而，信奉天主教的愛爾蘭，他們大多是大家庭，根據最新的數字統計，他們乳癌的發生率卻和英國不相上下。此外，中國施行一胎化政策已有三十年之久，但他們的乳癌發生率並未因此改變。為何英國癌症研究中心並未進行妥當的研究，就將這類假設性的風險因子納入令人不安且不解的資訊中呢？

母乳哺育：許多研究顯示，母乳哺育可以降低罹患乳癌的風險。

初潮和停經的年齡：初潮過早是一個危險因子，停經前的婦女，其初潮若在十二歲以後才來，每晚一年就會減少大約7％罹患乳癌的風險。停經過晚也是一個危險因子，每晚一年就會增加3％罹患乳癌的風險。但是，英國癌症研究中心似乎未提出初潮過早和停經過晚與飲食有關的有力證據——中國飲食傳統的婦女和採取西方飲食的婦女相較起來，她們的初潮平均晚五年，停經年齡卻早五年。

激素：有人指出，口服避孕藥會略為增加罹患乳癌的風險，不過證據並不一致。不過，有力的證據指出，使用荷爾蒙替代療法會增加罹患乳癌的風險，同時，停經後的婦女若體內性激素濃度過高，其罹患乳癌的風險也會增加。再一次，英國癌症研究中心並未提及飲食如何導致體內激素過高。

肥胖：超重和肥胖會使停經後的婦女罹患乳癌的風險提高。以英國為例，風險大約提高8％，英國癌症研究中心提及這是一個可變動的因素。令人訝異的是，他們並未提及飲食！他們還提及一星期幾個小時的劇烈運動可以減少罹癌風險高達40％以上。根據美國癌症協會表示，體內脂肪組織過多會增加體內雌激素的含量，進而增加罹患乳癌的可能性。

吸菸和飲酒：在已開發的國家中，與酒精有關的乳癌病例大約有4％，不過，根據英國癌症研究中心指出，乳癌和吸菸沒有直接的關係。根據美國癌症協會指出，每日飲用一杯酒精飲料的婦女，其乳癌風險的增加機率很小，不過，每日飲用二杯至五杯的婦女，其乳癌的罹患率是不飲酒婦女的1.5倍。

游離輻射：英國癌症研究中心指出，有一小部分的乳癌是因為游

離輻射所引起的。我同意，不過，我懷疑是否有醫院會記錄患者在乳房X攝影、X光片、電腦斷層掃描、放療和其他過程所使用的藥物累積劑量。就我的印象來看，許多過程並不會記錄下來。最近有關游離輻射和乳癌相關的證據為一九八六年，白俄羅斯與烏克蘭車諾比核子反應爐爆炸污染的事件。多數受到污染地區的婦女，她們罹患乳癌的風險是沒受到污染地區婦女的二至三倍以上。在事件發生後十年，受到污染地區乳癌的案例急劇上升，而且多數是當時暴露在游離輻射，屬於乳癌高風險的年輕女孩。

飲食：英國癌症研究中心在飲食方面只得出一小段結論。他們認為脂肪，特別是動物脂肪會導致乳癌的風險略為提高，不過，並不是占很重要的影響力。為何他們沒有提及個人的肥胖因子？為何他們忽略著名的獨立科學家們的科學數據與文獻？

乳房密度：乳房密度反映出乳房中的脂肪和組織的相對量，據說這是一個重要的危險因子，乳房密度較高的女性，其罹患乳癌的風險相對會提高二至六倍之多。再一次，其中並沒有提及飲食的影響，儘管來自國際知名大學的研究顯示，傳統飲食的中國婦女，其帶有高風險、高密度乳房組織的機率，比採取西方飲食的婦女少60%以下。

英國癌症研究中心還列出一些危險因子，不過，最重要的一個因子——飲食並未著墨太多。

乳癌的危險因子

美國癌症協會提出一些乳癌風險因子，尤其是男性乳癌方面的風險因子，他們列出的傳統風險因子如下：

性別：單單身爲女性就是乳癌最主要的風險因子。男性也可能會罹患乳癌，不過，女性的比例是男性的一百倍以上。

基因：大約有10%的乳癌案例是因爲遺傳，一種基因突變的結果。

個人乳癌病史：曾經一邊乳房罹患癌症的婦女，其另一邊乳房或同一個乳房其他部位罹患癌症的機率是一般人的三至四倍之多，這種狀況有別於癌症復發。

曾經做過乳房穿刺切片檢查：曾經做過乳房穿刺切片，檢測增生性乳腺疾病的結果沒有異常增生或正常增生的婦女，其罹患乳癌的風險會略微地增加。而檢測結果若有異常的增生，那麼，該婦女的乳癌發生率則會增加四到五倍。曾經做過乳房穿刺切片檢查，被醫生診斷爲囊腫性纖維化，而不是增生性乳腺疾病的婦女則不會影響其罹患乳癌的風險。

乳房曾經接受輻射治療：在兒童或年輕時期曾經因爲其他類型的癌症而接受胸部輻射治療的婦女，其罹患乳癌的風險會大幅地增加。重複接受乳房X光攝影和乳癌發生率之間的關係則還未有詳細資料。

種族：白人婦女似乎比非裔美藉婦女更容易罹患乳癌。然而，在被診斷出罹患乳癌後，非裔美藉婦女的死亡率卻比較高，這是因爲當她們被診斷出罹患乳癌時大多已是末期階段，通常已經是回天乏術，難以治癒了。此外，是否非裔美藉婦女的腫瘤侵略性較強，這一點仍待研究。而亞洲、拉丁美洲和美國原住民婦女的乳癌發生率相對的較低。（請記住，這些研究的對象都是居住於美國的婦女。）

環境污染：許多研究報告指出，乳癌的發生率受到環境很大的影響。

缺乏運動：最近研究指出，青少年時期從事劇烈的運動可以預防

罹患乳癌，然而，即便是成年後才從事較溫和到劇烈的運動，也可以降低罹患乳癌的風險。

藥物治療：最近研究顯示，懷孕期間曾經服用乙烯雌酚（人工合成女性動情激素）藥物的婦女，其罹患乳癌的機率會大幅地增加。自從一九四〇年代開始，將近三十年以來，這種強效的非類固醇激素藥物是用來預防流產和其他的併發症。

男性乳癌的風險因子

已知的男性乳癌危險因子如下：

年齡：年齡是男性乳癌一個重要的危險因子，男性平均是在六十五歲時被診斷出罹患乳癌。

家族乳癌病史：若家族其他成員有人曾經罹患乳癌，那麼罹患乳癌的風險就會提高。

克氏綜合症：這是一種染色體異常的遺傳疾病，又稱為XXY綜合症，也就是男性個體多了一個X染色體，大約每一千名男性就有一人會有這種先天性的症狀。與其他男性相比，他們體內的雄激素濃度較低，雌激素濃度則較高。基於這個原因，他們往往會有乳腺增生的症狀，而且罹患男性乳癌的機率會提高。

輻射照射：曾經接受過胸部輻射照射的男性，其罹患乳癌的風險也會相對地提高。

肝臟方面的疾病：肝臟在性激素代謝方面具有重要的功能，透過分泌性激素結合蛋白，將激素傳送至血液中。這些結合蛋白會影響激素的活性，嚴重肝病的男性，如肝硬化者，其體內的雄激素濃度相對

偏低而雌激素濃度則偏高。因此，他們罹患乳腺增生和乳癌的機率也會提高。

雌激素治療：雌激素相關的藥物有時會用於治療男性前列腺癌，這類的治療可能會使罹患乳癌的機率略為升高。此外，男性在變性的過程中服用高劑量的雌激素，會大幅提高罹患乳癌的風險。

缺乏運動和肥胖：肥胖可能是男性乳癌的風險因子之一，原因是脂肪細胞會將雄激素轉化為雌激素。

chapter **3** 重點摘錄

- 雖然我們對癌症的某些因素無能為力——例如我們的基因。然而，我們可以減少一些可控制的風險來預防乳癌，正如戒菸一樣可以降低罹患肺癌的風險。

- 即使已經罹患乳癌，我們仍然可以透過避免接觸一些危險因子來舒緩症狀——就像我過去十四年來的經驗一樣。

- 過去幾年來在西方國家，乳癌的罹患率不斷地增長。在英國，乳癌年齡標準化的發病率從一九七五年每十萬人就有七十五人發病，到二〇〇三年提高為一百二十人發病，光在這三十年間，乳癌的發病率就提高了80％以上。二〇〇〇年在我寫這本書的第一版到二〇〇三年期間，婦女一生中罹患乳癌的機率，從每十名婦女就有一人會罹患乳癌，提高為每九名婦女就有一人會罹患乳癌。

- 乳癌發病率急劇上升不可能是因為遺傳，因為基因不可能這麼快就

改變。此外，由於資料是依照年齡調整，所以發病率提高未必是因為老化。而雖然乳癌篩檢技術大幅地提升，但是，這不太可能是整個西方乳癌發病率急劇上升的因素。

- 資料很明確地顯示，西方國家乳癌的發生率遠比東方國家還要高。許多東方國家如日本和南韓，在人口稠密度高、高度工業化及城市化的區域中，幾十年其人口罹患乳癌的比率仍然遠低於西方國家。

- 早期移民研究針對夏威夷不同族群的人口進行癌症發生率研究，並且將體重列入考量的範圍，其中證據顯示，大多數導致癌症的因素中，環境占有相當大的影響力。

- 乳癌死亡率顯示兩大族群仍然有截然不同的分別：西方工業化國家，如加拿大、英國和美國是屬於高死亡率；東方國家，如泰國、日本則是屬於低死亡率。

- 大多數的西方國家，包括美國和英國，乳癌的死亡率已逐年下降。在英國和威爾斯，患者的五年存活率從一九七五年前的52%，到二○○一年後，已提高為80%。其中，一九九○年代估計二十年的存活率為44%，目前則已提高為64%。

- 許多有力的證據顯示，在西方國家，環境或生活方式是促使許多類型癌症形成的主因，而這些因素在東方國家也逐漸地增加。

- 日本人和南韓人的家庭成員、居住環境和生活習性很類似。而且數十年來，日本人穿的衣服、使用的化妝品、駕駛的汽車和收看的電視節目和西方人大同小異；只有他們的飲食至今仍和西方有很大的差異，他們以米食、大豆和蔬菜為主，而非肉類和乳製品。

CHAPTER 4

貴婦病

在這一章中，我會解釋多年來我所收集的關於食用乳製品和乳癌及前列腺癌之間的有力科學證據。這其中還說明，為何不喝牛奶較不會對健康造成影響，但卻很可能降低罹患許多其他疾病，還有乳癌或前列腺癌的風險。

正如許多中國人對西方人攝取那麼多牛奶和乳製品感到吃驚和不解一樣，我們很難理解，怎麼可能有人不喝牛奶，身體會健康呢！

這一切都要歸結為文化觀念上的問題。打個比方來說，一個人的牛奶可能是另一個人的「笑話」！

在多數的西方社會，牛奶被視為是一種健康、天然的食物——嬰兒不可或缺的食物、預防婦女罹患骨質疏鬆症、提供蛋白質給辛勞工作的人、苗條時裝模特兒的瘦身飲料。簡單來說，它適合所有的人。

不過，這個精心營造的印象就只是一個印象而已。科學證據並未指出，斷奶後我們還需喝乳汁——事實上，我們是唯一在斷奶後繼續喝乳汁的物種。更奇怪的是，我們竟然迷戀其他物種的乳汁——母牛。這就好比假設我們喝狗的乳汁、豬的乳汁或老鼠的乳汁，是否光是想像就會覺得噁心？也許是時候該以同樣的眼光看待牛奶了。

除了牛寶寶之外，其它物種攝取牛奶都算是違反自然。如果你比較母乳和牛奶的營養成分，你就會看出其中一些主要的差別。請參見下一頁的表格2，母乳和牛奶比較圖。垂直部分代表母乳的營養成分，橫向粗線代表牛奶和母乳的比較結果，你可以從中看出牛奶的蛋白質含量是母乳的三倍以上，而鈣質含量更是母奶的四倍之多，所以，牛奶對幼兒們尚未完全成熟的腎臟而言負擔太大。基本上，牛乳對迅速成長的犢牛（每一天大約增加一公斤）是最理想的食物，不過，這並不意味著它適合人類的嬰兒或大人！

許多科學家認為，我們飲食中的乳製品含量過高。根據美國統計指出，在一九九二年中，美國人每人平均攝取了564.6磅（約256公斤）的乳製品，換句話說，每人每日大約食用了1.54磅（698公克）

的乳製品，其中包括牛奶、奶油、冰淇淋、牛奶凍、白脫牛乳、乳酪、各種沾醬和優酪乳等等。

表格2 牛奶與母乳的比較圖

（垂直成份為母乳的營養成份）

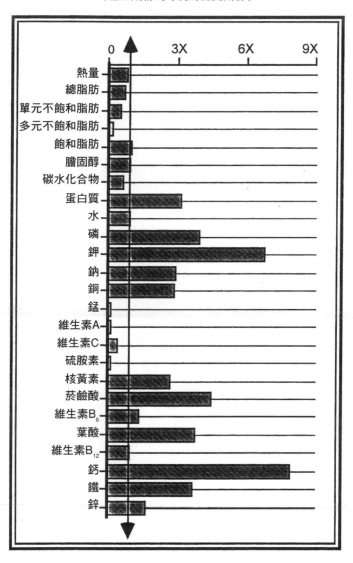

激素對乳房的影響

乳房是一種特殊的腺體，早期在胚胎時它和皮膚組織是屬於相同的類型。它的結構讓人聯想到一顆大樹，它分泌乳汁的小小乳腺囊就像是大樹的葉子，引導乳汁流出的乳腺管就像是大樹的分枝，而大樹的主幹就像是乳汁流出的乳頭。

每個女人都知道，乳房會隨著年齡產生變化，特別是青春期和更年期，以及在月經週期、妊娠期和性生活興奮時。這是因爲乳房涉及我們與性伴侶，以及寶寶的連結。乳房可說是我們至高愉悅的泉源，例如性生活或餵養孩子的過程。但是，在其他的時間裡，它們可能像是巨大且會疼痛的腫塊，特別是婦女陷入經前症候群時乳房腫脹的感覺。此外，它們也可能成爲疾病的中心，其中最具有殺傷力的就是乳癌。

乳房大小、重量、敏感度和健康方面的改變，通常反映出循環於體內各種化學物質類型和濃度的變化。這些化學濃度的改變可能是非常的微小，而我們也是在過去二十年才開始能夠準確地測量它們，並且分析它們的結果。其中影響乳房功能和生理機能最深的化學物質爲微量釋放的激素，如來自大腦或卵巢，爲了應付生物或生理因素，或是外來的刺激而產生。在青春期時，生長激素如第一型類胰島素生長因子（簡稱IGF-1）會刺激乳腺組織，進而促使乳房發育。懷孕期間，胎盤也會釋放激素刺激乳房，以準備乳房在新生兒出生後分泌乳汁。這時在血液中循環的雌激素會愈來愈多，進而使乳房組織增加，並且刺激輸乳管擴張。早在懷孕後五到八星期內，乳房內的乳腺囊和乳腺管反數量和體積會迅速地激增，因此乳房會變大與變沉重，乳頭

的顏色會變深，同時乳房內的表層靜脈也會擴張。

　　激素是一種化學傳導物質，用來運送訊息到身體的各個部位。哺乳動物的激素有許多共同的特性，通常都是相對較小的分子，而且多數是蛋白質，例如胰島素（儘管睪固酮和雌激素是屬於類固醇）。它們是由腺體分泌，透過血液循環系統流經全身。人體血液中的激素濃度都很低，任何一種激素在每毫升的血液中濃度很少超過幾微克以上，而且分泌的速度也是非常的緩慢。這是因為激素作用強大，即使血液中激素的濃度很低，對身體還是有很大的影響力。

　　每一種激素只會影響某種特定的細胞，因為它們有特定的激素受體。蛋白激素的受體存在於細胞膜表層，當脂溶性類固醇激素附著在細胞膜時，它們就會經由受體進入細胞內，進而引發一連串的反應。

　　這種激素的相互作用在分泌乳汁時更為複雜。隨著新生兒的出生，乳汁分泌便開始了。一開始的初乳是一種濃稠、黃色的液體，之後慢慢會轉變為乳糖含量高的母乳。這時許多激素已開始運作，包括催乳素和催產素、皮質醇、胰島素、甲狀腺和甲狀旁腺激素和生長激素等，其中的催乳素更是促進乳汁分泌的關鍵。這種激素在沒有懷孕和哺乳的婦女血液中，正常值的含量大約是10毫微克／毫升，然而在哺乳期婦女血液中的含量則是正常值的二或三倍以上。

　　正因為激素對乳房各方面的生長和功能影響深遠，所以母乳本身就含有各種激素和類激素物質。如果你一直以為乳汁是一種純淨、乳白、鈍性物質、內含豐富維生素、礦物質和其他優質的成分，有利於身體的吸收，那你可能會很驚訝於以下的新思考模式：乳汁為各種化學訊息的集中來源，每一種訊息對新生兒的生長和發育都有特定的任

務要達成。舉例來說，研究指出，乳汁中特定的成分可以影響代謝，包括新生兒的細胞分裂。因此，在古代乳汁被稱爲「白色血液」。

乳汁本身含有的激素包括催產素、催乳素、腎上腺素、卵巢激素、Gn-RH（促性腺激素釋放激素）、GRF（生長激素釋放因子）、胰島素、體抑素、鬆弛素、降鈣素和神經調壓素以及前列腺素，濃度全都高於哺乳中母親血液內的激素濃度；而其他的TRH（促甲狀腺激素釋放激素）、TSH（促甲狀腺激素）、甲狀腺素、三碘甲狀腺素、紅血球生成激素和鈴蟾肽的濃度則比母親血液內的激素濃度還低。此外，乳汁中也含有大量的生長因子，包括表皮生長因子（EGF）、第一型類胰島素生長因子（IGF-1）和神經生長因子。最重要的是，它還含有四十種以上有助於嬰兒免疫功能發展和促進某些細胞成熟的酶。

事實上，所有成熟的乳汁，不管是人類或其他哺乳類動物，都是一種輸送數百種不同化學成分的媒介，而且就物種、母親、乳房、餵食的飼料和哺乳期間的不同，乳汁的成分也不盡相同。另外，從乳頭也看得出，幼小動物由於有不同的營養需求因此會有不同的吸吮結構。

重點是：所有哺乳動物的乳汁，從人類到乳牛或其他物種，都是一種強效的複合生化溶液，其獨特的設計是爲了要供給同一種幼小物種個別的營養需求。所以，牛奶並不是不好，對小牛而言，它是一種很棒的食物。

然而，這就是問題的根源了。

牛奶有問題？

科學家已發現攝取牛奶和人類許多健康上的問題有關，以下是其中的一些問題：

- 新生兒在第一年內若餵食全脂牛奶可能會有缺鐵的風險。事實上，許多有關當局，包括美國小兒科營養委員會建議，新生兒在第一年應該將牛奶排除在飲食之外。對嬰兒來說，牛奶內的鐵質不容易吸收，並且牛奶也會妨礙人體吸收來自其他食物的鐵質。更糟的是，牛奶會導致腸道出血，因而造成鐵質流失。在很久以前，小兒科醫生就已指出，牛奶往往是小嬰兒腸絞痛的其中一個原因。藉此，我們知道，哺乳中的母親若攝取牛奶可能會造成嬰兒腸絞痛，因為乳牛的抗體會經由母親的血液流進她的乳汁，從而進入小嬰兒的體內。英國一位小兒科醫生描述嬰兒對牛奶過敏的反應：「當嬰兒吸收到牛奶蛋白可能會出現不安與不悅、間歇性尖叫和痛苦的症狀。他的胃口可能會很大，隨時會吐奶，大便稀爛帶有血絲的黏液，有時候還會檢測到糖。他的體重可能會減輕，而且通常有貧血的現象。若嬰兒的父母或兄弟姐妹有濕疹、花粉症或氣喘的症狀時，那麼，當他們攝取牛奶蛋白後，他們很可能會有臉部或全身性的濕疹、持續性的鼻塞和呼吸雜音，不管嬰兒當時是否有腸胃不適的症狀，或者以上這些症狀也可能會因攝取牛奶蛋白而加劇。」

- 胰島素依賴型糖尿病（第一型或年幼型糖尿病）和乳製品有關。不同國家的流行病學研究指出，食用乳製品和胰島素依賴型糖

尿病的發病率兩者之間有強烈的關係。這種疾病往往是在青少年時期發病，而且單單在英國，每年就有許多人死於該疾病。這種疾病的起因是自體免疫系統破壞體內分泌胰島素的胰腺 β 細胞導致。這可能是遺傳因素，不過有愈來愈多的證據顯示，這種疾病是與對牛科的血清蛋白過敏有關。

- 牛奶是最常見的食物過敏原之一，而且也是引起嬰兒過敏最常見的原因。有些人的體質會將牛奶蛋白視為外來的蛋白質，通常專家認為這會與濕疹、氣喘和偏頭痛等症狀有連帶的關係。美國微生物學家協會在一場會議中指出，美國每年有數千件嬰兒猝死的案例可能和牛奶過敏有關，因為喝母奶的嬰兒猝死的可能性較小。另外，呼吸問題、口腔潰瘍、皮膚問題和其他輕微的過敏症狀可能也都和乳製品有關。全球有超過70%的成人無法消化乳糖，以至於營養學家認為這是一種正常的現象，而不是缺乏某種成分所引起的。這種症狀包括腹痛、脹氣和腹瀉，然而在服用可以分解乳糖的乳糖酶後症狀就會減輕。乳糖不耐受症可能是大自然的最初預警系統：也許大自然試著告訴我們，我們吃錯食物了！

- 牛奶是培養和傳播許多討人厭的細菌與微生物一個絕佳的媒介。巴斯德氏殺菌法最初是用來殺死伯納特科克斯氏體（引發Q熱病）和結核分支桿菌（引發結核病），專家認為這些是最耐高溫的病原體，可能存在於生牛奶中。然而，兩項研究結果顯示，一種名為副結核分支桿菌如果在加熱之前數量龐大，那麼，即使在急速冷卻至10℃低溫之前的三十分鐘63℃，和十五秒71.7℃溫度

下的加熱處理過程（相當於高溫短時的巴斯德氏殺菌法），它們仍然可以存活。副結核分支桿菌會導致乳牛慢性腸炎，這是一種無法治癒、慢性的傳染性疾病，症狀是腹瀉、體重減輕和虛弱。這是全球家畜最普遍的細菌之一，而且專家認為人類的激躁性結腸症與這種細菌有關。

- 單核細胞增多性李斯特菌是一種存在於軟質乳酪的細菌，它可能會導致非常嚴重的疾病，包括腦膜炎及敗血病。受到李氏桿菌感染的死亡率高達30％，其中最容易受到感染的族群為孕婦、嬰兒、老年人和免疫功能不全的人，這當然也包含正在接受化療的患者，這些弱勢的族群占人口相當大的比例。由於疾病的潛伏期可長達十個星期，因而導致難以確定是何種食物牽涉其中。

- 如果以上還不夠糟，那麼你覺得給予產乳動物多種化學物質的行為是合法的這件事夠了嗎？這些化學物質包括治療感染的抗生素和生長促進劑，以及抗寄生蟲藥物。在美國和某些國家，前列腺素和腦下腺荷爾蒙，包括催產素、促黃體激素和促卵泡激素等都被當作獸醫處方藥物使用。人們宣稱，他們是根據標籤上的說明使用，因此不會構成人類食用安全上的疑慮。然而，它們仍然有可能被濫用，例如催產素可以用於提高乳產量等，因此，我們更需要高效率的監控體系，以確保牛奶中不會殘留過多來自酪農所施打的激素。

- 密集飼養的趨勢意味著乳牛愈來愈少，但它們卻被迫以反常的方式生產更多的牛奶。以美國為例，每年的牛奶產量幾乎持續地增加1.5－2％。乳牛比以往更早懷孕，並且在最短的時間內生下小

牛。接下來，人們將小牛與之隔離，並且長期密集地從乳牛身上取乳，最後再將它們屠宰。在這種高度人工、高壓環境下的結果就是——乳牛乳腺發炎和其他感染的機率大增，因而可能造成牛奶內含有膿液。你知道嗎？即使在歐盟，就算是銷售給人們所喝的牛奶，每毫升內含四十萬以上的體細胞（動物的血和膿）也是合法的。所以，一茶匙的牛奶就可能含有兩百萬個體細胞。由於體細胞會降低牛奶的價值，所以酪農會在乳牛身上施打抗生素。在一九九〇年，美國食品藥物管理局一份調查發現，在十四個城市，七十種牛奶的樣本中，有51％內含抗生素和其他藥物。這種狀況已日漸引起關注，因爲這些殘留物可能會增加人類飲用牛奶的過敏反應，同時還有可能會增加細菌對抗生素的免疫力，進而使得人類的疾病更難以治療。根據歐盟統計，大約有3％—10％的人口對青黴素和其他最常用於治療乳牛乳腺炎的抗生素過敏。他們的報告還指出，增加使用抗微生物藥物來治療乳腺炎可能會導致細菌的抗藥性。

- 牛奶本身是各種化學物質的集中來源，以確保剛出生和年幼的犢牛可以成長茁壯。不幸的是，許多牛體無法分辨的人爲化學物質也在同樣的過程集中到牛奶裡。據推測，在一九七六年之前，牛奶中的污染物可能與以色列雙倍的乳癌死亡率有關。當時以色列的牛奶被檢測出含有三種致癌物質，其中一種是DDT，這是一種具有類似雌激素特性的無色農藥。在大眾反對這些污染物的聲浪下，該政府於一九七八年採取行動，進而大幅地降低牛奶中這些污染物的含量。隨後，在一九七八至一九八六年間，乳

癌的死亡人數也大幅地降低。此外，脂溶性的多氯聯苯和戴奧辛等污染物，其中也有可能導致癌症，因為這些都是強效的內分泌干擾物，並可能會殘留在來自牧草或飼料餵養的牛奶中（見第六章），而過去核事故外洩出來的的放射性同位素等污染物也會影響到牛奶的品質。最近研究顯示，即使是來自「無污染人類」的母乳也含有高達三百五十種以上的人工化學物質或污染物。

找到有力的證據

第一型類胰島素生長基因

我們現在知道雖然牛奶是小牛的理想食品，但卻不是人類成年人理想的食物。不過，為何乳製品與乳癌和前列腺癌有關呢？

我相信證據顯示，攝取乳製品包括低脂的產品如優酪乳，確實會增加人類罹患乳癌的風險。當我在飲食中排除所有的乳製品後，我頸部淋巴結那顆被診斷已無法治癒的「續發性」癌細胞腫瘤，在幾個星期內竟然消失。對我而言，這絕對是讓人信服的證據。

然而，證據不僅止於此。由於乳汁中許多強效的化學物質，在年幼的哺乳動物發展上扮演一個重要的角色，包括細胞分裂，這就是乳汁的作用，但值得一問的是：假設這些刺激新生動物細胞生長的化學物質對成人組織發出類似的信號，結果會如何呢？

讓我們來探討一些可疑的化學物質，首先，我們先從之前提及的第一型類胰島素生長因子（IGF-1）開始。胰島素和類胰島素生長

因子都會促進細胞生長。胰島素有一個單純短期的任務，那就是清除血液循環中過多的營養素，並且將之儲存在細胞內。相反的，類胰島素生長因子（IGFs）涉及細胞增殖和分化，若要確保IGF的活性只在最佳的生長條件下發揮，那麼這其中就涉及一系列複雜的因素，而「鋅」在這一方面就特別的重要。

　　一九九四年，美國食品藥物管理局核准一種名為重組牛隻生長激素（rBGH或rBST）上市。這種激素是由牛體的DNA先分離出天然的BGH基因，然後再將此基因嵌入大腸桿菌（E. coli）內，之後經過繁殖發酵、分離及純化產生rBGH。

　　rBGH的作用是增加乳牛乳腺的分泌量、血流量、營養吸收和牛奶合成。這就是激素的作用：當乳牛施打rBGH後，其乳產量平約可以提高12%。在歐洲和加拿大禁用rBGH，然而美國和某些國家卻逐漸增加rBGH的使用量。例如，在一九九五年到一九九六年之間，單單在美國就增加了45%的使用量，不同的是，在美國大多數的畜牧動物激素的使用都需要獸醫的處方，然而rBGH卻不需要獸醫處方。此外，根據關稅暨貿易總協定，歐盟不能禁止有施打rBGH來自美國或其他國家進口的牛奶或乳製品。

　　牛隻生長激素對人體有何影響呢？由於人體和牛隻的結構大約有35%不同，有人認為這對人體不會有任何影響，因為它在人體組織中無法找到合適的受體與之結合。但有些科學家認為，基因改造物質中的額外胺基酸對乳牛具有強大的效果，可能會危及人類。

　　不管怎樣，這其中真正令人憂心的是rBGH對牛奶的影響。早在一九八五年科學家就已經留意到，施打rBGH乳牛的牛奶其短鏈、中

鏈和長鏈脂肪酸的含量比例會改變，而且這項發現最近已被證實。

　　根據乳癌和前列腺癌的研究看來，rBGH其中一個最重要的效應是它會釋放額外數量的第一型類胰島素生長因子（IGF-1）。所有哺乳動物的胰島素和類胰島素生長因子（第一型和第二型）是由細胞分泌，然後進入到血液和細胞間隙。其中IGF-1會刺激細胞分裂，特別是細胞增長與製造新蛋白質的第一階段循環週期。它同時也有類胰島素的作用，例如刺激葡萄糖儲存於脂肪細胞內。而分泌IGF-1比例最高的器官是肝臟，此外，肝臟還會分泌兩種蛋白質以調節IGF-1的活性──第一型和第三型類胰島素生長因子結合蛋白。

　　有別於牛科的生長激素，不管是山羊、綿羊、乳牛、人類或其他的哺乳動物，這些乳汁中內含的IGF-1其實是完全相同的化學物質。其中牛奶中的IGF-1含量本來就比人類的母乳高：不過，施打rBGH的乳牛其牛奶中的IGF-1平均濃度更高，而且施打rBGH的牛其肉中的IGF-1含量甚至是沒有施打rBGH的牛的兩倍之多。

　　此外，不同品種的牛內含的IGF-1含量也不同，例如，婆羅門品種的牛其血液中的IGF-1含量通常會比安格斯品種的牛還要高。

　　這些年來，乳製品業者選擇產乳量較高的乳牛品種，以提高平均的乳產量，而結果就是這些乳牛本身的BGH原本就比較高，所以，即使在尚未使用rBGH之前，牛奶內的IGF-1含量就已經增加了。同時，有些牛隻會長期使用植入式雌二醇激素作為生長促進劑以刺激IGF-1分泌，而牛奶的低溫殺菌過程無法破壞IGF-1。在實驗中，即使是在四十五秒的高溫175℃殺菌下，IGF-1的濃度仍然不減。

　　因為IGF-1在人體中具有生物活性──促進細胞分裂，包括青春

期女性的乳房組織，而當牛奶中IGF-1的含量提高，讓我們不禁產生疑問：來自牛奶或哺乳動物中的IGF-1是否會導致人類不正常的細胞分裂與增殖，進而形成癌症？

一九九八年，蘇珊・漢金森（Susan Hankinson）博士率領的美國和加拿大研究團隊顯示，在停經前的婦女族群中，那些血液中IGF-1濃度最高的人，她們罹患乳癌的風險是那些血液中IGF-1濃度最低的人的三倍。而年齡在五十歲以下的婦女，她們的風險更是高達七倍之多。這份研究的作者表明，「大量的間接證據顯示，IGF-1和罹患乳癌的風險有連帶的關係」，並且強調實驗已經證實IGF-1會促使老鼠的乳癌細胞增生。

根據蒙特婁麥吉爾大學腫瘤學教授波拉克博士（MN Pollack）領導的研究團隊指出，該族群的研究還需要進一步提出IGF-1對乳癌更明確的影響數據，並且也要調查停經後婦女族群中，她們停經前IGF-1的濃度和罹患乳癌風險的關係。青春期血液中的IGF-1濃度最高，這是很自然的，因為進入了快速成長期。事實上，在青春期中，IGF-1對乳腺細胞的信號就是開始分裂，進而促使乳房增長。根據波拉克博士的說法，這種化學物質對乳腺癌細胞也會有相同的作用。他莫昔芬（Tamoxifen）這種抗雌激素藥物，其中一個作用就是降低IGF-1在血液中的濃度。

麥吉爾大學和美國哈佛大學公共衛生學院的研究人員還發現，血液循環中IGF-1濃度提高可能是前列腺癌一個明顯的前兆。男性血液中IGF-1濃度最高的人，他們罹患前列腺癌的風險是血液中IGF-1濃度最低的人的4.3倍。波拉克教授在「科學雜誌」的一篇文章提及，「直

到現在，研究前列腺癌的專家仍然將焦點放在雄性激素，如睪固酮，不過，IGF-1的研究結果卻開啟了另一個研究的新方向。這個研究結果的重要性就如同膽固醇值與罹患心臟病風險兩者之間的關係是一樣的。」

根據波拉克教授團隊的研究指出，IGF-1是一種促進細胞有絲分裂和抗凋亡的因子，它會促使許多類型的細胞增殖，包括某些正常的乳腺細胞。波拉克的研究被另一項研究證實，該研究也表示，IGF-1和前列腺癌有連帶的關係。結果再一次地指出，血液中IGF-1濃度高的男性，他們罹患前列腺癌的風險似乎是血液中IGF-1濃度低的男性的四倍。另外，一九九八年另一項研究證實，血液中IGF-1濃度提高和罹患常見的癌症兩者有極大的關聯。然而，這些研究人員都沒有具體地將人體中的IGF-1值和攝取牛奶或乳製品的關係連結起來。在一九九六年，芝加哥伊利諾斯大學山繆爾‧愛伯斯坦（Samuel S Epstein）博士發表一篇論文，主張攝取來自施打rBGH乳牛的牛奶，其內含的IGF-1確實會提高人類罹患乳癌與結腸癌的風險。

所有這一切，在我看來，就像是一個證據確鑿的案例。一九九五年，歐盟成功地反對批准歐盟使用rBGH。最近，歐盟委員會已經證實，牛奶中IGF-1含量超高的乳牛都曾經施打過rBGH。歐盟科學委員會的報告推斷過量的IGF-1會大幅地提高罹患乳癌和前列腺癌的風險，文中指出：「風險鑑定顯示，血液中的IGF-1濃度和罹患乳癌與前列腺癌的相對風險有連帶的關係。」該報告列舉了相關的實驗和流行病學證據。

雖然IGF-1與乳癌和前列腺癌的明確連帶關係仍有許多需要釐清

學習之處，然而就我看來，我們已經知道如何開始採取防禦措施。根據推測，IGF-1會透過IGF-1受體的活動來促使乳癌細胞增殖，而且研究已經證實：

- 乳癌細胞組織對微量的IGF-1反應是以高達四到五倍的數量在增殖。
- 幾乎所有剛取出的腫瘤切片中，乳腺癌細胞株和乳腺癌細胞都有IGF-1的受體，同時與正常的乳腺組織相比，乳腺腫瘤與IGF-1的結合力也會增加。
- 在原發性乳癌中發現，IGF-1的濃度比正常的乳腺組織高出許多。
- IGF-1還會導致細胞周期改變和產生「癌基因」。微量濃度的IGF-1會改變乳癌細胞周期與每個階段乳癌細胞的相對數目。
- 證據顯示，過量的IGF-1受體是正常乳腺組織轉變成乳癌細胞的一大關鍵。事實上，有效治療癌症的其中一項準則是成功地降低IGF-1值或阻斷IGF-1受體的結合力。此外，其他的激素和生長因子可能會與IGF-1產生交互作用，進而促進腫瘤增生，須特別留意。IGF-1的問題可能是因爲它能夠使轉化細胞對其他生長因子的信號更加敏感。

支持rBGH的人士辯稱，牛奶本來就含有IGF-1，雖然爲乳牛施打rBHG會增加牛奶中IGF-1的濃度，不過「其濃度是在未施打rBGH乳牛的牛奶範圍之內，特別是那些早期階段的泌乳。」他們還指出，

人體本身也會分泌IGF-1。我們也可以說人體本身也會製造膽固醇，但是，造成膽固醇相關的疾病（例如心臟病）是因爲攝取過多乳製品和其他的動物性食品。類似的情況難道不適用於IGF-1的案例嗎？具體來說，沒錯，人類本身會分泌IGF-1，但是，我們難道不會因爲攝取過多來自乳製品和產乳動物肉類中的IGF-1而罹患疾病嗎？根據一九九二年麥考利指出，IGF-1雖然是一種人體正常的成分，但過量時可能會引發相關的惡性疾病。

就人類而言，隨著年齡的增長，體內的IGF-1含量會日益下降。青春期的女孩體內的IGF-1濃度比男孩高，而且這種差異會一直延續到成年。懷孕中的婦女血液中IGF-1的濃度會升高。雖然IGF-1是生長的必要條件，然而，其濃度與增長的速率並沒有密切的關係。有人認爲某些外來的IGF-1才是導致疾病的原因，更有人認爲體內IGF-1的濃度可能會受到營養狀況的影響。

我們也知道即使濃度低至每毫升只含一納克（1ng/ml）的IGF-1也會有促進生長的作用。牛奶每毫升大約含有30納克的IGF-1，因此，每天兩杯8盎司（236毫升）的牛奶，對一個體重70公斤的人而言，每一公斤的體重就含有200納克的IGF-1。另外，含有特殊形式的IGF-1哺乳動物的乳汁，其效力比正常的IGF-1還要強十倍以上。報告指出，在一般的牛奶中，有3%的牛奶是屬於特殊的IGF-1形式。

擁護乳品業的人士辯稱，牛奶中這些激素和其他強效的化學物質並不會進入血液系統，因爲它們在消化的過程中就已經被破壞了。以rBGH和IGF-1爲例，這兩者都是屬於蛋白質，因此，在人們吸收之前，它們就已被消化道內的酶分解成單純的胺基酸。然而，自從

一九九○年代早期開始，人們就已擔心牛奶中的IGF-1濃度對消化道的影響。早在一九九一年，美國國家衛生研究院（NIH）在重新審視rBGH的安全性後聲明，「我們需要進一步的研究，才能確定吸收來自牛科的IGF-1對兒童、青少年和成人是否安全。」他們承認「我們不知來自施打rBGH乳牛牛奶中額外的IGF-1，是否會對食道、胃或腸道產生局部的效應。」以下三項研究指出其中可能的關聯……

- 有些人罹患一種名為肢端肥大症或巨人症，其特點就是頭、臉、手和腳過度地增長，其原因為體內本身 IGF-1分泌過多所引起的。值得注意的是，最近一份報告指出，那些患有肢端肥大症的人，罹患結腸腫瘤的機率有增加的趨勢。
- 兩位英國研究人員查拉科姆和惠勒對人體的小腸進行IGF-1實驗。他們的報告指出，IGF-1會促進細胞分裂（而癌細胞就是失控的細胞分裂）。
- 一九九五年，《癌症研究》期刊發表一份研究指出，實驗顯示，IGF-1會藉由抑制程序性細胞死亡（細胞凋亡），進而促使動物和人類的癌腫瘤增殖。

即使是支持使用rBGH的研究人員都承認，「對於腸道吸收IGF-1的潛在影響，我們需要更進一步的探討。」毫無疑問的，人類的腸道與我們獲取乳製品來源的反芻動物是完全的不同，這些動物的消化道設計就是為了要消化大量的蔬菜，例如青草等物質。此外，是否有些人的消化道對乳製品不適應，因而使得一些生物活性化學物質進入了

血液？有沒有可能因為消化道的「漏洞」而使得激素增加呢？有沒有可能因為個人對乳製品的消化能力不同，因而對乳癌或前列腺癌有差別的易感性？

　　擁護乳製品人士的其中一個論點為：「人類的唾液雖含有IGF-1，但在消化的過程中就會被分解。」一些獨立研究顯示，雖然牛奶中的生長激素類似IGF-1，不過卻無法被消化系統所破壞，因為它具有酪蛋白（牛奶中主要的蛋白質）的保護作用。一九九九年歐盟科學委員會表示：「明確的證據顯示，經由嘴巴攝取的IGF-1在抵達腸道受體時，仍然具有生物活性。」

　　同時，專家指出，牛奶加工過程中使用的均質化和其他方法，可能會增加癌症促進激素和其他化學物質進入血液的風險，進而導致乳癌或前列腺癌。牛奶均質化是打斷牛奶中的脂肪結構，讓牛奶中的脂肪成分均等，使乳油不再分離。這個過程是在極高壓、高速攪拌下，用極微密的過濾器將牛奶過篩，將牛奶脂肪縮小至十分之一的大小。就定義而言，均質化就是確保脂肪分子均勻地分散在牛奶中，所以即使是儲存在7℃的低溫下四十八小時之後，也不會產生乳油分離的現象。根據一些科學家的說法，牛奶均質化後，生物活性蛋白質和激素會將脂肪球包覆其中，形成一層保護層，直到它們通過部分的消化系統後才能分解。因此，這些激素很可能在經過消化道後仍然存活，並且有進入血液系統的風險。一旦它們進入血液系統，那麼這種化學物質就能夠對乳房和前列腺組織產生影響，並且無論它們到達哪裡，都可能會誘發癌細胞，例如，它們可能是續發性腫瘤，轉移到肺臟或肝臟。由於食品加工技術的提升，牛奶的成分現在可以做到符合最低的

法規標準，將多餘的脂肪、乳清或乳糖去除銷售，並且添加到其他的食品裡面。因此，現在的人們永遠都不會去懷疑乳製品的乳源成分。

乳癌和前列腺癌很早就存在於西方國家。展示於巴黎羅浮宮，十七世紀中林布蘭登一幅名為《Bathsheeba at her Toilet》的畫作（請參閱下一頁），其中可以清楚地看出畫中那位模特兒的右乳房有一顆巨大的腫瘤。因為當時西方發展穩定，所以農業社會的人們能攝取大量的牛奶。值得一提的是，即使沒有使用rBGH，經過幾個世紀後，牛奶內的IGF-1值卻仍不斷地增加，原因是人們選擇產乳量最高的乳牛。事實上，最近關於rBGH的爭議，引起大眾對牛奶中IGF-1潛在問題的關注，否則過往只有一些專科的科學家們知道這些相關的問題。

然而，IGF-1只不過是牛奶成分中其中一個可能會誘發乳癌和前列腺癌的強效化學物質。那麼，其他的化學物質又有哪些影響呢？

第二型類胰島素生長因子（IGF-II）

根據奧特沃特和其他的研究指出，第二型類胰島素生長因子（IGF-II）是一種強效的有絲分裂原，存在於人類和乳牛的乳汁中。美國食品藥物管理局公佈，牛奶每毫升大約含有30納克的IGF-1，而IGF-II則每毫升大約含有350納克，遠遠超過IGF-1的十倍之多。大多數的研究都集中在IGF-1，因為其濃度會受到rBGH的影響，所以有關IGF-II的文獻很少。然而一項實驗顯示，在提高基因改造的老鼠體內的IGF-II濃度高達二十至三十倍長達十八個月後，這些老鼠體內都有大範圍腫瘤的跡象。

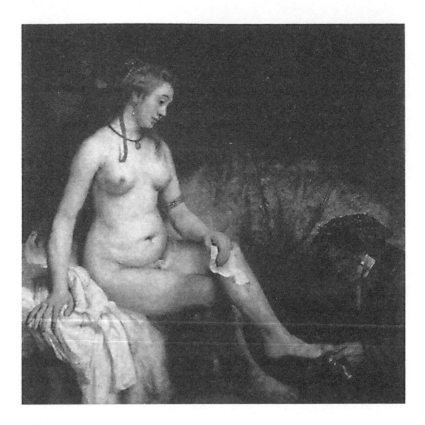

催乳激素

　　催乳激素是人類乳房增生和分裂必備的生長因子，同時也是促進乳汁分泌的關鍵。所有的乳汁中都含有催乳激素，不過，人類的催乳激素與其他的哺乳動物大不相同。一些研究小組發現催乳激素與乳癌和前列腺癌有連帶的關係，例如，一九九二年，南佛羅里達大學的研究生和其他研究人員在《國際癌症》期刊指出，「催乳激素對乳腺細胞的調節和生長具有重要的作用，同時也會影響腫瘤增生。」他們的研究是根據人類的催乳激素，培養人類導管癌細胞所得到的結果。

　　一九九五年，賓州大學的克萊文傑和其他研究人員在《美國病理學》期刊對他們的研究做出結論，表示，催乳激素具有引發乳癌發病的作用。一九八九年，美國國家癌症研究所范特凱發現，相同的培養細胞對綿羊或人類的催乳激素反應都增加二到三倍的癌細胞數目，而第二代細胞的反應更是劇烈。范特凱的結論指出，「該資料顯示，在長期的培養中，單單催乳激素對人類乳癌細胞就已是一個有絲分裂原。」芬蘭土爾庫大學針對前列腺催乳激素受體進行研究也發現，催乳激素可能會促使前列腺癌發展，因為它會增加上皮組織細胞DNA的合成。有一些實驗證據在關於牛科催乳激素對於刺激人類乳癌細胞培養的能力有相互矛盾之處。無論如何，牛科催乳激素是一種有絲分裂原，具有刺激嚙齒動物乳腺癌細胞的能力，這一點是無可爭議。根據克萊文傑的研究顯示，80%的人類乳腺細胞株對催乳激素這個有絲分裂原都有反應。一九九九年，史崔曼和其他研究人員表示，催乳激素／生長激素家族，是屬於促使血管新生的物質，它們會激活血管內皮細胞，進而產生變化。第二章我們曾經提及，癌細胞需要發展一個血液供應系統來獲取養分，因此科學家們就試圖開發抑制血管新生的藥物來有效地餓死腫瘤細胞。然而，相同的分子具有抗血管新生的屬性，專家認為這些屬性在母親與胎兒發育之間血管的連結發展是很重要的。

　　最令人驚訝的是，在實驗室裡，研究人員實際以牛奶來培養某種類型的癌細胞，並且測量癌細胞增加的重量，藉此來計算催乳激素的濃度。這項技術被認為是一種生物活性測定法，用來斷定牛奶中催乳激素的濃度，這一切則取決於催乳激素刺激癌細胞增殖的能力。

牛奶中的催乳激素已被形容為生物強效劑，而且會影響新生哺乳動物對液體、鈉、鉀和鈣的輸送。同樣的，我們本身會分泌催乳激素，不過，它是否可能和膽固醇、三酸甘油脂與IGF-1一樣，會因為攝取過多含有化學物質的食物而導致疾病？特別是這種激素與原本人體內循環的激素類型稍有不同。

本來，牛奶和乳牛的肉中至少就含有IGF-1這種已被證實為助長癌症的激素。現在，又有證據顯示催乳激素和IGF-II也是癌症促進劑。然而，這些只是牛奶中促進新生牛隻發育的多種強效生物活性化學物質其中的三種。另外，表皮生長因子（EGF）也是一種有絲分裂原，它也存在於牛奶之中，專家認為它會刺激表皮和上皮組織增生。

一九九八年，耶魯大學進行一項有趣的研究發現，來自腫瘤病患的乳腺細胞組織，含有近似草酸鈣或磷酸鈣的沉澱物，乳房X光攝影檢測到這些沉澱物，顯示出腫瘤的存在。這些沉澱物有不同的鈣磷比例，取決於它們位於乳房的位置。乳房中靠近輸乳管組織的礦物質沉澱物，其鈣磷的比例和人類母乳的鈣磷比例大致相同。

這是否表示乳房腫瘤細胞試圖分泌乳汁？它們之所以變成惡性和癌變是否是因為身體出了一些狀況，某些化學物質指示它們分泌乳汁，所以這些細胞混淆、受壓，最終出錯而複製自己的DNA？**有沒有可能這些激素和生長因子是受到食物的影響，進而透過血液循環擾亂了人體本身的激素信號系統？**

如果乳腺組織經常籠罩在原本是青春期用來刺激乳腺發展的生長因子，以及沉浸在刺激哺乳動物分泌乳汁的激素中，那麼，細胞會出錯而導致癌症就不足為奇了。

雌激素

　　根據官方統計，長期暴露於雌激素仍然是乳癌一個主要的風險因子，正如睪固酮會影響前列腺癌一樣。雌激素涉及青春期女孩身體上的轉變，例如陰道、子宮和輸卵管的發育，它會刺激乳管、基質組織增長和脂肪堆積使乳房變大。雌激素有助於女性身體輪廓成型和骨架定型，它也是促使腋毛生長，以及乳頭和乳暈色素沉澱的激素。

　　人類的月經週期過程中，子宮內膜會變厚充血以做好受孕的準備。如果沒有受孕，子宮內膜的充血會剝落，然後經由陰道將血液排出，這個過程稱為月經來潮。子宮準備和剝落的週期大約間隔一個月，是由卵巢分泌的雌激素和孕激素（黃體酮）所控制。

　　在月經來潮後一個星期，雌激素的分泌會再次提高，因為卵巢內的卵泡已逐漸發展成為成熟的卵子，因此子宮內膜開始要為可能的胚胎做好著床的準備。大約過了上次月經來潮後十二天，雌激素的分泌會達到高峰，之後就在卵子成熟後排卵前，當卵子經由輸卵管進入子宮準備受精時，雌激素就會逐漸地下降。另外，卵巢也會分泌孕激素，它是主導月經週期後半階段很重要的激素。排卵期時孕激素分泌會增加，人體的溫度大約會上升攝氏一度，這可以用來顯示正處於排卵期的指標。如果排卵後十至十二天沒有受孕，雌激素和孕激素濃度會急劇下降，導致子宮內膜剝落，月經來潮，生理週期又再一次開始。如果卵子受孕，進入妊娠狀態，孕激素分泌會增加以防止子宮內膜剝落，從而讓胚胎著床發育。在懷孕的過程中，胎盤會負責分泌孕激素，而且濃度會愈來愈高，特別是在懷孕的後期。

因此，每個月雌激素和孕激素濃度的高低，與生理週期有密切的關係，而最終控制這些激素分泌的主腺體為大腦內的腦下垂體。

這整個複雜的週期是一種生物回饋信息和控制系統，具有多種神經中心共同參與和整合許多生化、內分泌、免疫學和情緒狀態。就好比是一台巨大的電腦，擁有計算與發送化學訊息或激素到腦下垂體和控制身體其他功能的能力，包括我們的免疫系統和情緒。這也難怪飲食、心理情緒狀態、壓力、其他激素、疾病或藥物等可以影響月經。

在許多方面，孕激素和雌激素的關係非常密切，孕激素是雌激素的前體。其中雌激素類中最重要的三個激素為雌酮、雌二醇和雌三醇。不過，一般的書面資料仍然將這三類激素統稱為雌激素。至於孕激素則只有一種單一的激素，因此，「孕激素」即是這個激素類別的名稱，也是該激素的名稱。

「雌激素」一詞通常是指由身體分泌具有類似發情作用的激素。**植物性雌激素則是指類似雌激素活性的植物化合物，其中含有膳食植物性雌激素。主要的三個族群為異黃酮（黃豆）、香豆雌酚（苜蓿芽）和木酚素（亞麻籽）。**異種雌激素則是指具有類似雌激素活性的人工化學化合物。有些異種雌激素是屬於非常強效的雌激素化合物，即使只是微量仍會對身體造成強烈的干擾。這些我們會在第六章干擾內分泌的化學製品中探討。

因為雌酮是最先合成，所以簡稱為E1，雌二醇為E2，雌三醇則為E3。在沒有懷孕的婦女體內，卵巢會分泌較多的E1和E2值，而E3則是來自E1少量的代謝副產物。就血清而言，E1和E2的濃度主要取決於肝臟的活性，它可以轉化其中一種激素，進而增加E2的濃度。

　　不過懷孕期間，胎盤是雌激素的主要來源，這時E3的分泌量會增加，而E1和E2則會減少。同時胎盤也是孕激素的主要來源，分泌量也會相對提高，特別是懷孕末期。在懷孕期，雌三醇和孕激素是主要的性激素。基本上，這兩種激素完全不會影響胎兒的第二性徵，因為胎兒的性別發育完全取決於自己的DNA，不會受到母親性激素的影響。

　　在所有的雌激素中，刺激乳腺最多的為雌二醇（E2），而雌三醇（E3）則最少，它們的相對比例為1000：1。二十年前的研究發現，雌二醇會增加罹患乳癌的風險，而雌三醇則有預防的作用。

　　牛奶中確實含有雌激素（和睪固酮），雖然有人表示牛奶內含的雌激素濃度很低，其生物活性根本微不足道。然而某有些化學物質，即使濃度很低也可能會造成極為嚴重的生物傷害。其中一個例子為一種名為「三丁基錫」的化學物質，對英國南海岸狗海螺所造成的破壞。這種化學物質的用途是作為船隻的塗層，用來防止船體表面變得粗糙或被海洋生物附著，因而增加摩擦使得航速降低。原本三丁基錫在水中的濃度極為稀少，幾乎很難察覺。不過，在一九八○年代，含有微量這種化學物質的廣大英國南海岸海域，突然出現大量死亡的狗海螺，原因是它們的卵子阻塞了自己的輸卵管──雌狗海螺竟然長出雄性器官，形成性變異的現象。這真的很難理解，在無盡大海中微量的物質竟然會產生如此嚴重的影響，但事實確是如此。不幸的，今日這種化學物質在大型船隻上仍然允許被使用，包括英國海軍的船隻。但這種化學物質的累積，對我們的海洋生物所造成的問題，已遠遠超出我們所能預料的程度。（補充：國際海事組織於一九九九年十一月二十五日第二十一次大會中，通過有關船舶防污系統第A.895（21）

號決議案。根據該公約的規定，二〇〇八年一月一日以後，全面禁止使用含有有機錫的防污塗料。）

根據奧特沃特和其他研究人員的研究指出，雖然牛奶中的雌激素未必會產生直接的影響，不過，它們可能會刺激IGF-1的反應，間接導致長期的腫瘤增生。市售的低溫殺菌牛奶中都含有雌激素，而雖然脫脂牛奶的雌激素含量較少卻仍然存在。這些研究人員指出，雌激素濃度和牛奶脂肪的相關性，也許可以為乳腺癌的流行病學研究會提出乳癌與攝取高脂肪的飲食（包括乳製品）有關之質疑，提供部分解答。二〇〇〇年六月一份報告指出，二十世紀末暴露於雌激素的危險因子清單中可能要有所改變，其中一項就是增加攝取乳製品。

讓我引用奧特沃特和其他研究人員在審查一百三十份同行公佈的報告後所做的結論作個總結：「目前的證據顯示，罹患癌症的風險可能與攝取乳製品有連帶的關係。牛隻生長激素目前並沒有健康上的疑慮，因為牛奶中的IGF-1濃度仍然是在未施打rBGH乳牛和人類乳汁的『正常範圍』內。不過，這個『正常範圍』很可能會因為終生或長期攝取牛奶而成為致癌的因素。乳汁中的激素和生長因子，例如IGF-1原本是要給嬰兒快速成長用。然而，在斷奶後卻仍然經常攝取牛奶，很可能會導致乳腺組織產生足夠的IGF-1，進而促使細胞循環週期達到臨界邊緣而失控，造成罹癌的風險增加。」

歐盟獸醫科學委員會公共衛生相關單位也提出相同的觀點，他們指出，「IGF-1和IGF-II的生理作用涉及胚胎和胎兒的生長和發育，以及細胞的分化、增殖與癌變。」這並非只是現代化與高科技的一種說法，其實中國人老早就知道了：牛奶只是給嬰兒喝的。

總結

在這個章節中，我提出許多發表於國際著名科學期刊同行評議論文中的科學證據，或者來自國際專家研究小組的發現，說明有關導致乳癌（和前列腺癌）的肇因。以下就是這些資訊的總結：

- 隨著一九五○年代，理查·多爾教授的突破性發現顯示，吸菸和肺癌有連帶的關係後，目前我們已發現許多類型癌症形成的原因和影響。我們現在知道，許多類型的癌症是因為我們的飲食起居或接觸某些物質，包括工業化學物質和細菌或病毒所引起的。有些人因為遺傳因子罹患癌症的風險更高，然而現在許多癌症的成因都有一個合理的解釋，例如生活方式或環境因素等。

- 乳癌在一些西方國家影響的範圍，和肺癌在大量吸菸者之間影響的範圍很類似，特別是美國東部沿海地區，該區也有許多少數民族，因此充滿各式各樣的基因。這強烈地表示，乳癌的成因與富裕國家中經濟狀況較好的族群其飲食起居有連帶的關係。

- 一直以來，東方社會乳癌和前列腺癌的發生率都非常的低。不過，當東方人口移居到西方生活後，他們罹患乳癌和前列腺癌的機率，也和西方國家的人口不相上下。

- 當東方人居住在他們自己的國家，卻採取西方人的飲食生活方式後，罹患乳癌和前列腺癌的比率也會增加：在中國，乳癌有一個俗名叫作「貴婦病」。典型的東方飲食也包含大多數西方食用的食物，例如豬肉、雞肉和鴨肉，但是，傳統的東方飲食並不包含乳製品。

- 隨著經濟的發展，一些國家如日本也開始攝取西方的食物，包括牛奶、冰淇淋和加工過的乳牛肉製品，例如香腸和漢堡。這種西化的過程通常先從市中心開始。因此，乳癌和前列腺癌的發生率在這些國家中有增加的趨勢，正如第三章提及的數據，在東方國家的城市，乳癌和前列腺癌的發生率比農村地區還要高出許多。

- 現代遺傳學研究和分子蛋白質研究表明：就乳癌來說，造成細胞失控增殖，進而形成癌症的問題是出於細胞的表層，與蛋白質在細胞間和細胞間液之間傳送刺激或抑制生長的訊息有關，而不是像某些癌症之異常基因是存在於細胞的深處。

- 只有5％—10％的乳癌是因為遺傳了腫瘤抑制基因的突變基因而造成（BRCA1和BRCA2）。在正常的情況下，這些基因會製造蛋白質以減緩細胞生長的速度。但是，不管怎樣，即使遺傳了這些突變的基因也並不一定會罹患乳癌。

- 牛奶和產乳動物的肉類含有大量的第一型類胰島素生長因子（IGF-1）和激素，如催乳激素。

- 由於人們挑選產乳量高的母牛品種，其牛奶中的IGF-1濃度可能會因此增加。

- 為了增加產乳量而使用基因工程激素rBGH，可能會使牛奶中的IGF-1濃度達到正常值的臨界點。

- 在實驗室的培養研究中已證實IGF-1和催乳激素會促進乳癌和前列腺癌細胞增生。這些研究強烈表明，如果這些物質進入人體血液，它們對人體也會產生相同的效應。乳腺組織有IGF-1、IGF-II和催乳激素的受體。

- 牛奶中主要的蛋白質——酪蛋白，具有保護牛奶中生長激素不被消化道分解的作用。

- 現代牛奶加工的方法（例如均質化），可能會進一步保護致癌化學物質不被腸道分解，進而使大量的化學物質被人體所吸收而進入血液。科學家認為，這些化學物質對消化道最直接的影響就是導致結腸癌。

- 人類研究顯示，停經前的婦女若體內的IGF-1濃度很高，其罹患乳癌的風險相對的就比較高；而男性體內IGF-1濃度高的人，其罹患前列腺癌的風險比那些IGF-1濃度低的人還要高出許多。

我的建議

　　總括來說，我找到攝取乳製品和乳癌及前列腺癌之間能讓人信服的相關證據。舉例來說，假設我們每天都攝取乳製品，我們的乳腺和前列腺組織就會暴露在刺激組織生長或分裂的生長因子和激素中，那麼就可以解釋為何乳癌和前列腺癌的發生率會隨著年齡的增長而增加。牛津大學癌症流行病學指出，吃素的人其體內血清IGF-1的濃度比食肉和攝取牛奶的素食主義者低9％。來自牛津大學的陳和同事發現，罹患前列腺癌的男性其體內血清IGF-1的濃度比健康男性的血清IGF-1濃度高出8％，這項研究發現具有重大的意義。我建議所有想要預防或治療乳癌的女性，最好刪除飲食中所有來自乳牛、山羊或其他動物的乳製品。還有，預防原則應該適用於乳製品業者，他們有責任舉證，以證明他們產品的安全性。此外，我再次重申，那些癌症患者應該試著將飲食的重點放在蔬果，而非動物源食品，直到病情好轉。

我們承受的風險

　　我知道有很多閱讀這本書或聽到書中建議的人可能會說，他們吃了一輩子的乳製品都沒有不良的作用，這就像是有許多人指出，他們或他們認識的人每天抽四十至六十根菸，還不是一樣長命百歲。問題是，對於那些遺傳或其他原因而身體較脆弱的人，其風險就會增加，更何況風險是很難講的。許多精通風險方面的科學家指出，如果人們瞭解彩券的運作方式，就不會有人想去買彩券了。不過，人類的行為大多是基於個人的經驗和情緒而不是對數學的概念。

　　解釋癌症風險最好的方法也許是用飛機比喻法，我經常用這個方法來勸人們戒菸。假設你知道你即將搭乘的飛機，十個航班中鐵定有一架會墜機，那你還會搭乘嗎？我不認為你會！也許就是因為科學家們瞭解風險，所以他們很少吸菸。

　　我從不吸菸，而且在知道我很容易罹患乳癌後，我不再吃任何形式的乳製品（包括來自產乳動物的肉類）。我不吃乳製品已將近七年了，從那時候起，我脖子上那顆被診斷無法治癒的巨大癌症竟然縮小並消失不見了，癌症也從此不再復發。之前我本來脆弱的指甲也變得修長與強韌，我的皮膚狀況極佳，也沒有骨質疏鬆症的跡象。除了有少許灰白的頭髮之外，我的頭髮狀況良好，還有許多人都覺得我比實際年齡五十五歲還要年輕許多。我覺得我的身體健康比以往都還要來得更好。

　　我相信，所有的乳癌患者，若能採取我的建議，都可以避免死於乳製品的威脅。

最新訊息

牛奶與健康之間的問題

　　避免乳製品有助於預防許多疾病。愈來愈多的科學證據顯示，牛奶並非像業者們宣稱的是一種神奇的食物，事實上，科學家們發現，許多疾病都是因爲攝取乳製品而引發。牛奶是最常見的食物過敏原之一，它也是導致嬰兒過敏最常見的原因，另外，濕疹、氣喘和偏頭痛等症狀，也經常和牛奶中的乳蛋白有關。專家指出，美國每年有上千件以上嬰兒猝死的案例，其中有一些可能是因爲牛奶過敏所造成的結果。此外，呼吸問題、口腔潰瘍、皮膚問題和一些過敏等症狀，也很有可能全都是因爲乳製品。全球有超過70％的人口無法消化乳糖，有人認爲這只是成人的一種正常現象，不是什麼大問題，其症狀諸如腹痛、脹氣和腹瀉，只要服用乳糖酶分解乳糖後就會好轉。但仔細想想，乳糖不耐症似乎是大自然給我們的早期預警系統！

　　科學文獻記載超過一百七十種的過敏原，其中最多人的過敏原爲所謂的「八大」：牛奶、雞蛋、大豆、小麥、花生、貝類、水果和堅果類。牛奶之所以被認爲是最常見的過敏原是因爲它會引發許多過敏症狀，例如氣喘和濕疹。另外，蛋類也是濕疹常見的過敏原之一。

- 沒有科學證據表明人類在斷奶後仍需要飲用牛奶，事實上，我們是唯一在有意識下從事這種行為的物種。

- 飲用其他物種乳汁的行為，可以追溯回六千年前左右的歐洲和中亞，直到近期世界各地才開始效尤。

- 全球約有70%的人口，有些亞洲國家更超過90%的人口有乳糖不耐受症。

- 多數西方國家的人一年攝取超過250公斤的乳製品，相較之下，東方國家如中國、越南和泰國，以及多數的非洲國家則幾乎很少攝取乳製品，因此，他們的乳癌發生率也相對的非常低。

- 每一種哺乳動物的乳汁都含有激素、生長因子和強效的生化物質。

- 牛奶含有三十五種以上的激素和十一種生長因子，包括第一型類胰島素生長因子（IGF-1）和表皮細胞生長因子，這些都會促進癌細胞生長。而牛奶中主要的蛋白質「酪蛋白」具有保護激素免於被消化道分解的作用，許多證據顯示，大量攝取乳製品的人其體內的生長激素，如IGF-1的濃度會相對的比較高。

- 值得注意的是，每日攝取乳製品或產乳動物的肉類而吸收過量的活性物質，可能會促使人體細胞不當地增生和人體組織分化，進而產生癌症。體內IGF-1的濃度增加會提高罹患乳癌、前列腺癌和許多其它類型癌症的風險，包括大腸癌。同時證據顯示，體內IGF-1太高會刺激人體分泌雌激素或雄激素。

- 乳製品是雌激素、孕激素（黃體酮）和催乳素主要的膳食來源，然

而，證據顯示，體內雌激素的濃度是罹患乳癌的關鍵風險因素。終身從膳食中接觸雌激素的婦女，其罹患乳癌風險的機率至少是中國農村婦女的2.5—3倍之多，而年齡介於55—64歲的婦女，若其體內的催乳素較高，那麼孕激素也會相對的提高。這和兩個主要的乳癌風險因素——早發性青春期和停經過晚有連帶的關係。

- 一九八七年的研究證實，攝取乳製品與罹患卵巢癌兩者之間有顯著的關聯。

- 來自飲食中的生長因子和激素會優先啓動癌細胞，進而導致癌症產生。

- 牛奶內含的許多生長因子、激素和其他生化物質，不僅和乳癌及卵巢癌有連帶的關係，同時和睪丸癌、前列腺癌及與生殖無關的大腸癌脫不了關係。

- 許多科學家認爲，我們平日的乳製品生產量實在是太高了，所以，在品質上一定有很大的改變。

- 在目前大規模集約化乳牛養殖場中，大部分的時間裡，母牛都是處於懷孕期和產乳期。當母牛正值懷孕期時，母牛的卵巢會分泌大量的孕激素和雌激素，其結果就是導致牛奶中的激素含量大幅地提高。

- 此外，集約化乳品工業使乳牛的每日產乳量從九公升增加至驚人的二十二公升，這也導致了乳製品中IGF-1的濃度增加。

- 攝取乳製品會引發許多疾病，包括過敏、自體免疫系統失調、糖尿病、骨質疏鬆症和帕金森氏症。

草本飲食法之食物要素

在這個章節，我將說明七種有助於降低罹患乳癌和
前列腺癌風險的飲食要素。

首先，我要聲明「草本飲食方案」不是忌口的硬性節食法。對許多人而言，節食法成效通常不大，且過程毫無趣味可言，所以遲早又將回歸到舊有的飲食法。

相反的，草本飲食方案包含七種食物和五種生活方式要素（第四版已增加爲十種食物和十種生活方式要素），這些要素讓我戰勝乳癌末期，並且在持之以恆遵循草本飲食方案後，我的乳癌不再復發。草本飲食方案不僅有助於預防和克服乳癌及前列腺癌，它也可以避免骨質疏鬆症和其他因乳製品飲食所帶來的疾病。同時，這些要素在生活上很容易就可以實踐，在此我們要將它們視爲助你一臂之力的飲食法，而不是具有壓力的嚴格節食法。

草本飲食方案不像之前發表的那些一般抗癌飲食法，例如布里斯托和哥森飲食法。之前我們提過，各種癌症類型的形成原因不盡相同。在此我提出的飲食法專門針對乳癌和前列腺癌，目的是消除食物以及環境中可能會破壞我們內分泌系統的化學物質。這個飲食法同時也能確保身體吸收足夠的營養素，例如碘、鋅等，以保持乳腺和前列腺組織在最佳的健康狀態。

這個飲食法主要的目標爲：
- 降低激素的攝取量，包括來自食物中的生長因子，以及具有致癌物質或擾亂內分泌系統的人工化學物質。
- 增加食物中預防癌症成分的比例。
- 確保身體有足夠的主要營養素，好讓身體可以充分地吸收，特別是對細胞分裂很重要的鋅、碘、葉酸等營養素。

- 減少體內的自由基，以降低其對身體DNA的破壞力。

- 著重有機栽種的食物，愈新鮮愈好。

- 去除精製、罐頭、醃漬或烹煮過度的食物，或者將份量降至最低，這樣才能保留食物中的纖維質、維生素、礦物質、天然色素或其他的天然成分。目的是食用完整未經食品加工且不含防腐劑的食物。（舉例來說，糖蜜含有氟，可以預防蛀牙，然而從糖蜜製造砂糖的過程中，氟和其他營養成分都被去除，因此我們反而要在牙膏中再添加氟化物。）

- 提供營養成分，協助你的身體經得起手術、放療和化療的過程，並且從中恢復體力。本書提及的放射治療輔助方法，是根據太空人抵禦太空中輻射的處理方法。許多藥物，包括化療使用的藥劑，還有壓力都會破壞維生素，所以你需要更多的維生素和抗生素，以預防這些藥物被身體所吸收。

- 提供最多的選擇和多樣性，以保持健康的飲食。

- 提供多樣化的飲食，不要過於依賴某一種成分。

草本飲食的科學基礎

英國衛生署美國食品藥物管理局、美國哈佛大學和英國牛津大學的專家都承認，所有的癌症至少有30％是飲食所引起的。根據美國梅奧藥物教育和研究基金會指出，每天食用五份水果和蔬菜的人，其罹患癌症的風險是那些一天只吃一份或甚至更少的人的一半。在英國，官方建議每日至少食用五份蔬果，在美國達特茅斯醫學院藥理及醫學

教授邁可‧斯波（Michael B Sporn）的創新研究後，現在人們都普遍認為植物含有抗癌化學物質，其中的成分將在第176頁提及。

因此，我認為明智的醫師都不會反對具有科學根據的草本飲食方案。但為何當你提起用飲食法作為治療癌症的一部分時，正統的醫師通常都會給予負面或冷淡的回應呢？

我認為有以下幾個原因。首先，有些人用極端的節食法，以至於當他們需要體力時卻營養不良。通常是因為這些人尋求另類療法的保健醫師，他們建議患者不要食用紅肉和小麥製品，以及含鹽與糖、咖啡、酒精的加工食品。同時，他們被告知要食用大量的水果——通常是葡萄柚——來為身體「排毒」，然後再搭配一些蔬菜。而蔬果的種類則因每位治療師而有不同的類別。這些飲食法的建議可能極不均衡也不營養，內含的養分少之又少，為了彌補營養的不足，治療師會建議患者食用合成維生素和礦物質營養補充品。通常，當他們營養不良或病情惡化時，他們的丈夫或家人會請求我介入其中，我只能說，這種飲食法簡直是一派胡言，而且其中完全沒有任何的科學根據。

此外，不只愚昧的另類保健醫師給人的意見令人擔憂，最近出版的一些抗乳癌著作也含有某些令人質疑的建議。例如，有一本書表示，年輕時多生幾個孩子並餵以母乳可以預防乳癌。該書指出，生產可以預防乳癌，那是經由觀察義大利修女罹患乳癌的機率很高而得知的結論。然而，這種觀察法並無法證明懷孕和哺乳可以免於受到乳癌的威脅，而單身可能會提高罹患乳癌的風險。重點是，別忘了許多修道院的人都是屬於肥胖型的人：我的推測是因為修女們攝取了大量的乳製品和肉類。無論如何，我找不到任何數據證明，她們罹患乳癌的

機率是否比她們修道院區的婦女要高或低。正如之前討論過，根據現代的統計指出，未生小孩或延遲生育的婦女，其晚年罹患乳癌的風險會增加，然而這也可能只是西方婦女的飲食和生活習慣的另一種指標，因為職業婦女大都有延遲生育的趨勢。

有力的證據指出，乳癌和前列腺癌的起因和我們食用乳製品有連帶的關係——這類食物並不是為成人而設計，而且我們也不適合食用，特別是現在是以密集工業化的生產方式。此外，我們還攝取一些污染物質，包括來自周遭環境干擾內分泌的化學物質——其中許多是脂溶性，並連同食物鏈中累積起來的物質一起集中在牛奶裡。還有，不斷增長的人口壓力促使化學污染和農業工業化，因此，提高生育率反而使問題惡化，而不是減輕整個社會對乳癌和前列腺癌的負擔。

我不認為使用手機、腋下止汗體香劑或穿過緊的胸罩會導致乳癌。早在這些現代發明尚未出現前，乳癌就一直存在於西方社會。沒錯，我們不應該穿太緊的胸罩，因為這會使循環變差，但是，難道婦女們，特別是中產階級的婦女真的流行穿過緊的胸罩嗎？我們都應該買新的胸罩這個想法對銷售胸罩的業務很好，但我不認為這和乳癌有關。手機可能會導致頭部和腦部的問題，雖然目前的研究尚未有確定的結果，不過乳癌的發生率早在手機使用前就已不斷地上升。加拿大最近一則新聞指出，一群婦女認為乳癌可能是因為辦公室中的電腦配備和其他的電子設備，而照片中主要的提倡者正在喝一大杯的奶昔呢！就避孕藥來看，年輕的女性並沒有因此而大幅地增加罹患乳癌的風險，然而，當她們停止服用避孕藥十年後，其風險略為增加。證據顯示，使用避孕藥的女性在四十歲後，乳癌病例有增加的趨勢。

許多雜誌發表很多沒有科學根據，甚至不合邏輯的抗乳癌飲食法。例如，一間保健食品商店最近在一本雜誌上刊登使用大豆作為抗乳癌的一種飲食法，然而文中卻反對食用鷹嘴豆和扁豆。難道該文作者不知道這些食物都屬於豆科植物，含有類似異黃酮的化學物質嗎？而且，同一個作者是以乳製品和山羊奶作為標題，標題下則為黃豆、燕麥和米漿。一份全國性報紙最近發表一系列抗乳癌的飲食著作，其中指出防風草（歐洲白蘿蔔）、馬鈴薯、蠶豆、南瓜、蜂蜜、西瓜、鳳梨、粗麥粉和什錦麥片會增加罹患乳腺癌的風險，因為它們會刺激過多的胰島素分泌。這些食物通常都是經過加工，成為精製早餐穀物麥片、巧克力和QQ糖。當然，我是不會採取這些建議的。另外，最近一本抗乳癌著作強烈建議攝取活性優酪乳作為化療預防性食物，同樣，這完全沒有科學根據。最近一本雜誌刊登有關腸癌的報導指出，有些癌症慈善機構認為攝取「高鈣食物，例如乳製品（選擇低脂乳酪和脫脂牛奶）有助於預防腸癌。」研究證明缺鈣是腸癌的一個因素，不過，其實這是營養不良的一個狀況，你絕對可以從其他比牛奶更健康的食物來攝取鈣質。這也難怪許多人對健康的飲食感到疑惑。

近期多數的抗癌飲食法大都是根據一九五三年出版的麥克斯‧哥森（Max Gerson）飲食法的原則。哥森博士的基本理念為，癌症是體內器官一種不平衡的症狀──特別是肝臟。因此，他推論絕大多數的動物性產品、鹽和咖啡都應禁止，以減輕肝臟和免疫系統的壓力，而且身體必須運用有機蔬果徹底地排毒和重新取得平衡，藉此來治療癌症。在他的著作《癌症治療》（*Cancer Therapy*）中，提出以下禁止食用的食物：香菸、鹽、辛辣的香料、茶葉、咖啡、可可、巧克力、

酒精、精製糖、精製麵粉、糖果、霜淇淋、蛋糕、堅果類、蘑菇、所有的大豆產品、鳳梨、草莓、酪梨和黃瓜、水（只喝新鮮的果汁）、罐頭、醃漬物（含有防腐劑）或亞硫酸處理過的食品、煙燻或鹽漬蔬菜、脫水或瓶裝果汁、所有脂肪、油、鹽代用品和所有含氟化物的來源。在治療初期禁止食用奶油、乳酪、魚、肉、蛋、牛奶，不過，讓人混淆的是，在癌症治療的特定階段，食譜中卻又提及白脫牛奶、乳酪和優酪乳。更令人困惑的是，哥森還建議食用生牛犢肝臟汁作為營養的來源（在這個狂牛症猖獗的時代，我並不推薦這種作法），以及使用咖啡和蓖麻油灌腸。

在美國大多數的州中，用哥森飲食法來治療癌症是違法的，他的女兒夏洛特歸咎是因為「製藥業有利可圖」。哥森飲食法嚴苛、時間過長、耗時，而且要求絕對投入，包括每一個小時要準備和立即飲用新鮮的有機果汁（一天十二次）。許多英國醫生對哥森飲食法的價值表示懷疑，引用一九九九年十一月二日《泰晤士報》倫敦聖巴薩羅繆醫院的斯萊文醫生的文章指出，「我很想說我見證到的患者有因為採取這種療法而病情好轉的，即使是一個都好，不過到目前為止，這種情況都沒有發生過。」話雖如此，許多人仍然表示哥森療法對他們很有效，但是，醫生們通常都會視這些案例為「傳聞」而不予考慮。

我以哥森飲食療法為基礎，做了許多的修改，其中包括刪除一些「許可的食物」，並且鼓勵攝取一些「禁止」的食物，例如大豆製品和莓果類，以發展一種適合乳癌和前列腺癌的飲食法。同時，我還刪除一些沒有科學根據，特別是那些不必要的麻煩又費力的建議。此外，亞力克‧福布斯（Alec Forbes）博士開發的布里斯托飲食法，也

是基於類似哥森飲食法的原則，不過，好壞的食物在清單中有一些變化，他用星號分類法來表示食物攝取的比例，用黑點分類法來表示應避免的食物。但正如之前所述，布里斯托飲食法對我也沒有幫助。

　　許多西方醫師難以接受用飲食作爲治療癌症的輔助方法，其中一個主要的原因是，他們接受的訓練是給予可衡量、純化學物質的藥劑，也就是所謂的處方。這些化學物質通常是經過組織培養、動物和最終的人體測試。我們都看過一些老式電影，特別是西部片，其中有一些騙子或江湖醫生會推薦某種治療方法，目的只是爲了賺錢。現代臨床醫學的目的就是要預防這類的事情再次發生。然而，許多西方醫生在關於引起疾病的自然與環境因素方面的訓練也許還需要再加強。就乳癌和前列腺癌來說，這方面的瞭解就很重要，例如，治療乳癌也可以利用飲食法來輔助，就像他們治療冠狀動脈心臟病或糖尿病一樣。我相信本書的飲食方案提供了一個堅實的基礎，有助於醫生和其他健康專業人員協助他們的患者。這個飲食法讓我從乳癌末期康復，並且使得原本長在脖子上巨大的癌腫瘤一天天的消失。此外，還讓我在化療期間免於掉髮。

　　我實行這個飲食法已長達七年，儘管我行程滿檔、身負重任、工作時間長，而且經常跨國旅行，我卻沒有任何營養不良的跡象。相反的，許多人認爲我看起來很健康，而甚至比實際的年齡還要年輕。而自從癌症治療結束後，我從沒有生重病超過一天以上。事實上，許多以前困擾我多年的酸痛、喉嚨感染、鵝口瘡、經常受到感染的脆弱指甲和復發性膀胱炎都不藥而癒。此外，自從實行草本飲食方案後，我蛀牙的機率明顯地減少。我提供給六十三位婦女這份飲食法，自此她

們的癌症全都不再復發。這些婦女的範圍包括一位罹患乳癌末期，而且已經擴散到骨頭的七十歲加拿大朋友及到一位年輕的英國女性，她在哺乳第一個小孩時時被診斷出罹患乳癌。遺憾的是拒絕採用或「投機」執行的五位婦女，仍癌症復發或已經死亡。

毫無疑問，最好的抗癌飲食為完全素食，而我當時就是在採取全素飲食後八個月癌症完全消失。假設你成為一個完全素食主義者（食物來源全都是植物性），這是最好也不過了！不過，你要確保不要缺乏重要的營養素，例如鋅、硒、維生素D和B_{12}。要記得的是，千萬不要將全素與蛋奶素混淆，蛋奶素食者有時會攝取比一般人更多的乳製品（代替肉類），而有些加工和包裝好的素食食品，也可能含有大量的乳製品。假設你想降低罹患乳癌或前列腺癌的風險，那你可以改吃全素，不過千萬不要成為一個蛋奶素食主義者。如果有任何抗乳癌飲食法，其中卻含有乳製品，那你就忽略它吧！

長久以來，我知道許多中產階級的婦女在飲食中攝取茅屋乳酪和優酪乳以取代紅肉，部分原因是受到健康和生活雜誌的影響，部分是受到動物權利推動份子的影響，例如琳達・麥卡特尼（Linda McCartney）最近就死於乳癌。對許多忙碌的婦女而言，吃優酪乳和乳酪比較簡單，她們是為了節省時間，而不是為了打造均衡的素食飲食，以降低肉類的攝取。所以，我懷疑乳製品的總攝取量因此而增加。

許多婦女被勸告要攝取乳製品以補充鈣質，特別是針對骨質疏鬆症。牛奶和乳製品確實含有大量的鈣質，不過牛奶肯定不是鈣的代名詞。無論如何，攝取大量的鈣質，基本上似乎不會減少骨質流失：

- 一九八七年，梅奧診所進行一項研究，調查女性飲食中鈣質的攝取量和骨質流失實際的比例。結果顯示，「這些資料不足以證明婦女飲食中缺乏鈣質，是造成骨質流失的主要原因這個假設說。」

- 許多攝取大量鈣質的人口，其骨質疏鬆症的發病率也很高。

- 以因紐特人（屬於愛斯基摩人的一支，分布於北極圈周圍）為例，他們鈣質的攝取量是西方平均飲食的兩倍（每日大約2,000毫克）。然而，他們骨質疏鬆症的發病率還是很高，根據數字統計，相較於美國白種人，因紐特人平均骨質流失的量比美國白種人少10%—15%。這可能是因為因紐特人攝取大量來自魚類、鯨魚和海象的蛋白質（每天250—400公克）。

- 另一方面，日常生活為低鈣（每天400毫克）和低蛋白質（47公克）蔬菜飲食的非洲班圖人，基本上他們沒有骨質疏鬆症的問題。

　　世界衛生組織證實，相對低鈣飲食的國家，它們的骨質疏鬆症發病率並沒有因此提高。事實上，他們提出建議，那些預防骨質疏鬆症的飲食鈣含量多少其實沒有太大的差別，反而還會造成一些負面的生物效應。英國政府營養諮詢小組證實這個論點，「世界上有些人口，其鈣的攝取量低於目前英國建議的每日標準量，然而卻沒有證據顯示他們有任何不良的反應。」針對鈣質吸收力的嚴密科學研究指出，牛奶中只有18%—36%的鈣質可被人體所吸收。

　　目前，一般成人每日鈣質的建議攝取量大約為700毫克。但目前

表格3　鈣質必需攝取量

年齡	（毫克）
一般成年人	800
青春期	1,100
懷孕期	1,000
哺乳期	1,200
使用激素替代療法的老年人	1,000
沒有使用激素替代療法的老年人	1,500

在維吉尼亞州舉行的骨質疏鬆症專家會議中，美國將女性每日鈣質的建議攝取量提高為1,500毫克，而英國在骨質疏鬆症的研討會上則提出如表格3的建議攝取量。

就上述的攝取量而言，每日1,500毫克的鈣質相當於近半磅的乳酪，四盒優酪或五大杯的牛奶！

許多植物都含有大量的鈣質，非牛奶類的鈣質來源為深綠色蔬菜。一份研究顯示，西洋菜中的鈣質有27％可被人體所吸收，另一項研究更指出，羽衣甘藍中可被人體所吸收的鈣質實際上高於牛奶，該研究的結論表示：「至少在鈣質的吸收力而言，羽衣甘藍就優於牛奶了。」其他富含鈣質的蔬菜包括：朝鮮薊、甘藍、胡蘿蔔、芹菜、塊根芹、鷹嘴豆、大白菜、青蔥、青蒜、蒲公英葉、茴香、四季豆、辣根、青蒜、洋蔥、荷蘭芹、歐洲防風根和菠菜，雖然它們的含量各有不同。而富含鈣質的水果中則包括：玫瑰果、覆盆莓、橘子、奇異

果、無花果、黑醋栗和黑莓。

其他優質的鈣來源為：杏仁、豆腐、黃豆粉、菜豆、燕麥、全麥麵粉、南瓜、 芝麻、葵花籽、海藻和乾果。選擇大豆製品，其內含比牛奶更均衡的鈣、鎂和鐵質。此外，有一些豆漿會添加鈣質。鷹嘴豆芝麻沙拉醬也含有豐富的鈣質。

另外，減少體內鈣質的流失也同樣重要。以下是重要的原則：

- 攝取大量動物性蛋白質會提高體內的酸性，而這會觸發骨骼內儲存鈣的保護機制釋放鈣質。人體通常會再次吸收那些被釋放出來的鈣質，不過，動物性蛋白質會抑制這種控制人體再次吸收的甲狀腺功能。之後，身體會排出鈣質導致骨質流失。一位研究人員將這個理論進行測試，得到的結論是，「研究指出，攝取大量來自蔬菜的蛋白質，可能有預防骨質疏鬆症的作用。」

- 減少咖啡攝取量。研究發現，36—45歲的婦女每日飲用兩杯咖啡會使鈣質流失22毫克。若將每日飲用咖啡的數量降為一杯時，鈣質的流失則只有6毫克。

- 減少酒精攝取量。酒精會加速骨質流失的速度，因為它會干擾身體吸收鈣質。你若要飲酒，那麼以啤酒為主，因為啤酒含有高鈣，而且和其他的酒類比起來，其酒精濃度較低。

- 多曬太陽。陽光會使體內產生維生素D，維生素D可以協助人體吸收鈣質；缺乏維生素D將導致大量的骨質流失，是非常重要的營養素。

- 鎂與其他維生素和礦物質合作無間，當然也包括鈣，可以促進骨

骼生長和神經與肌肉組織正常的運作。缺乏鎂可能會影響體內製造維生素D，所以，鎂對於預防骨質疏鬆症是非常重要的。鎂是葉綠素其中的一種成分，所以綠色蔬菜含有豐富的鎂。其他優質來源還有穀類、小麥胚芽、糖蜜、種籽堅果類、蘋果和無花果。

- 微量的礦物質硼，有助於預防鈣質流失，並且有助於人體維生素D的製造。富含硼的天然食物很多，存在於大多數的水果之中，特別是蘋果、草莓、葡萄、梨、李子、海棗、葡萄乾、番茄、杏仁、花生和榛果。

- 多做運動。承重運動對於建立和保持骨骼完整也是很重要的。

- 最重要的是，增加植物性雌激素和植物性黃體素的攝取量，你可以按照下列所述的方案來進行。

草本飲食方案包含以下的七大食物要素和接下來第六章的五大生活方式。如果你運用草本飲食方案來預防癌症，我會建議你按照個人的步調將這些要素納入生活之中，一個一個慢慢地來。如果你已罹患癌症，那我建議你，盡快做好所有的調整。在你開始之前，我以個人經驗特別提出此點，假設你的飲食中已開始添加優質、富含抗癌成分的食物，但你仍然繼續食用有害健康成分的食物，結果肯定對身體不會有幫助。基於這個理由和接下來在第二大類食物要素會提及的重點，我建議你，盡可能食用有機生產的食物。

食物要素一：大豆

　　爲了要達到降低罹患乳癌和前列腺癌的風險，你可以做的第一件，而且是最重要的事情就是飲食中用大豆製品來取代乳製品。將牛奶改成豆漿，乳酪換成豆腐，並且以大豆冰淇淋來代替乳製冰淇淋。這其中沒有所謂的折衷方案，正如前文所述，無關乎是否使用脫脂牛奶或低脂優酪乳，這些對於降低乳癌風險或治癒一點幫助都沒有，因爲有些致癌因子似乎和蛋白質有關而非脂肪。事實上，最近的研究指出，牛奶內含的各種抗乳癌因子似乎是存在於脂肪中而非蛋白質裡。一種存在於牛奶脂肪中，來自牛胃細菌所產生的共軛亞麻油酸，被認爲具有抑制腫瘤生長的作用。因此，將牛奶中的脂肪去除，反而可能會提高因攝取乳製品而罹患癌症的風險。美國猶他州大學將研究重心放在如何增加牛奶中的共軛亞麻油酸含量，然而，如果是脫脂牛奶，那共軛亞麻油酸的含量就無法提高了。但是在第六章，我們也會提及人工合成的干擾內分泌化學物質，都會集中在脂肪內。

　　我們應避免所有的乳製品並以大豆製品來取代。當飲食中做此改變後，你將立即且大幅地降低身體暴露於多種綜合的強效激素中，根據實驗證明，這些激素會促進培養組織、實驗動物乳癌及前列腺癌細胞的增生，同時你還可以降低暴露於抗生素殘留物質和其他強效生物活性化學物質的機會。另外，你可以降低膽固醇和三酸甘油脂的攝取量，這對你的心臟和循環系統有極大的益處，進而可以更快和更有效地輸送來自植物的抗癌因子進入你的腫瘤細胞，而且可以減少血栓形成的可能性，正在進行化療的乳癌患者特別容易有這種症狀。

最近膳食研究以大豆製品來取代動物性製品對人體的影響結果指出，膽固醇指數因此降低了20％以上，而且，下降的部分是所謂的「壞的」膽固醇——低密度脂蛋白。然而，在典型的西方飲食中添加大豆並無法達到此效果，你必須以大豆製品取代乳製品，而不是「補充」而已，這樣才可以達到最大的效益。記住，大豆還含有植物雌激素，可以保護乳房，其作用和他莫昔芬抗雌激素類似，而其中一種雌激素——金雀異黃酮似乎有多種預防癌症的機制，它不只是植物雌激素，還具有抗血管新生的作用，這意味著它可以預防腫瘤發展各自的血流供應系統。另外，它也是強效的抗氧化劑，可以提高各種器官內防護抗氧化酶的活性，在清除自由基方面具有重要的作用，特別是自由基與癌症有連帶的關係。絕大多數的大豆和癌症實驗指出，大豆和大豆製品具有預防多種癌細胞增殖的效果。

現在唯一的問題就是購買哪一種大豆。大豆通常會經過基因改造，這麼做的其中一個原因是爲了使大豆可以抵擋殺蟲劑的作用，包括撲滅害蟲和雜草的農藥。所以，請仔細地閱讀標籤，並且購買有機栽培的大豆。

大豆是已知最營養的蔬菜之一，據說，黃豆是中國的聖賢和英明的君王送給全人類的禮物。

大豆也是一種對環境無害的農作物。一英畝的田地若以常規的西方農業作法飼養食用牛，平均可以餵食一個成年人大約七十七天。這數據對你而言或許沒什麼，然而，一旦你知道相同的田地若種植小麥，則平均可以餵食一個成年人大約五百二十七天，你會覺得很訝異。但是同樣一英畝田若種植大豆，其生產的蛋白質量足以餵食一個

成年人長達六年以上！這種驚人的生產力部分原因在於黃豆本身，它是一種豆科植物，其根瘤細胞中的「固氮細菌」會直接將大氣中的氮氣變成氨氣，而氨氣在溶於水形成銨鹽後可被植物的根部所吸收。成熟的大豆含有40％的蛋白質，而在經過處理後，其蛋白質含量會提高到50％。大豆包含完善的蛋白質，不像其他的食物僅包含某部分的蛋白質。因此全素食者是依賴穀物和豆類來獲取完整的二十種氨基酸，以得到最佳的營養。

大多數人都很熟悉豆漿，各大超市都可以買到。然而，這只是眾多大豆產品中的其中一項，市面上還有許多大豆製品等著你去發現和品嚐。讓我來向你介紹一些大豆製品。

豆腐是大豆製成的，內含的蛋白質比任何一種天然食品都還要高，而它的飽和脂肪含量低、不含膽固醇又很便宜。四千多年以來，它一直是亞洲數以百萬人的主食。豆腐老少皆宜，因為其富含優質營養素、容易消化。此外，它不需要長時間烹調，簡單地拌炒或煮湯即可食用。它是從豆漿沉澱而來，通常是使用鈣或硫酸鎂使之成型，因此它也含有豐富的鈣和鎂。

天貝（Tempeh）是印尼一種傳統的大豆發酵食品，幾世紀以來，它都是當地人的基本食物，你可以在保健食品商店和愈來愈多的超市買到。和乳酪、優酪乳和薑汁啤酒一樣，它都是經由菌種發酵而成。它很容易吸收，聞起來像新鮮的蘑菇，吃起來則很像雞肉或牛肉片。由於天貝中的蛋白質有一部分在發酵的過程中被分解，所以特別適合小孩和老年人食用。天貝通常是以六英吋大小的正方形和一英吋的厚度出售。最簡單的食用方法為將天貝沿著對角線對切成半，然後再切

成三份，使之成爲楔形的薄片。然後用平底鍋煎至外表酥脆呈金黃色，之後搭配米飯和綠色蔬菜即可食用。天貝表面淋上醬油可以增添風味，或者也可以搭配醃泡過的檸檬醬汁一起食用。

味噌是一種混合大豆和其他穀物的發酵食品，例如米和大麥。它是東方生機飲食中很重要的一部分。它的口感綿密具有特殊的香味，而且有多種不同的顏色，包括橘色、棕色和黃色。它是日本和中國廚房裡，經常會使用到的食物，其作法是在原料中注入一種黴菌，然後放入雪松木桶中保存至少一年。它經常被用來煮湯、做醬料、沾醬、做火鍋和搭配其他蔬菜。購買味噌時，請選擇傳統作法的味噌，因爲傳統味噌不只不含添加物，而且在複雜的發酵過程所產生的酶和有益菌對人體的健康很有幫助。另外，購買信譽良好的品牌是最好的，因爲衛生條件不合格的發酵過程，可能會導致食物內引發胃癌的微生物濃度升高。味噌內含的礦物質和其他穀物在經過發酵後，其營養素比原來的穀物更容易被人體所吸收。

醬油是一種古老且傳統的亞洲調味料，其味道已被世界各地所接受。它是一種深色、味鹹甘醇的調味料，只需一點點就可以爲食物帶來美味。

納豆比天貝更不容易買到，不過多數的中國或日本超市都有銷售。和天貝一樣，納豆也是經由發酵而成，不過發酵時間少於二十四小時。它表面有黏絲狀，可能是你平常很少會吃的食物。其發酵過程使得大豆內的優質蛋白質更容易被人體消化。一小碗的納豆可搭配白米飯、炒青菜和你最愛的醬料一起食用。

用大豆取代乳製品

好的大豆和豆腐製品到處都可以買到，口味眾多值得好好嘗試，直到你找到喜歡的口味。正如前文所述，我也會利用豆腐做成美味的布丁霜淇淋或優酪乳替代品，基本上就是加入水果和蜂蜜攪拌。你的大腦很快就會適應口味的變化，而且不久後，你不會想再回頭食用乳製品了。現在，只要聞到牛奶的味道我就會感到噁心，那種味道就像是乳牛的乳房！這讓我想起喝茶戒糖的經驗，一開始我覺得不加糖的茶很難喝，但是，一個星期後，我發現，加糖的茶難以入口，而茶加糖和牛奶：只有噁字可以形容！

那麼優酪乳和其內含對健康有益的嗜酸乳桿菌對人體有益嗎？證據顯示，那些有益菌可以提高身體免疫力，預防感染和增加維生素的生成。事實上，放棄乳製品並不代表你要犧牲嗜酸乳桿菌，你可以買膠囊式的有益菌製品，將它們放入豆漿中或其他冷飲。你可以因此得到好菌為健康帶來的益處，但卻無須承擔乳製品可能帶來的風險。此外，實行草本飲食方案有助於腸道內有益菌的生長和存活。

另外，別忘了，大豆含有植物雌激素和孕激素，這些可以預防更年期的症狀。無論我到哪裡，都會隨身攜帶一小罐的豆奶粉或一小杯豆漿奶昔，因為只要幾個小時內不喝豆漿，我就會出現熱潮紅的症狀。我協助許多朋友克服更年期的問題，透過說服她們喝豆漿，而且她們都很驚訝，原來在短時間內消除熱潮紅的症狀是這麼的容易。

如果你只做一件事情就想降低罹患乳癌的風險，那麼就請將乳製品改為大豆製品。記住，實驗證明大豆可以降低乳癌的風險，而牛奶中的生長因子和激素已被證實會促進乳癌和前列腺癌細胞的增生。在

實行我的飲食方案那些人中，只有在這方面「投機」的人有乳癌復發的情況。當我問其中一位最近乳癌復發的朋友，動第二次切除手術並開始六個月的化療，我問她是否確實遵照我的飲食方案（假如這個方案沒有效果，我也不想給別人一個虛假的希望），她回答我：「這個嘛，我就是忍不住想吃乳酪，而且我相信優酪乳對身體有好處——大家都這麼說啊！」

有些男性向我表示，他們擔心食物中充滿植物雌激素會讓他們變得女性化。我請他們放心，因為經過詳細的研究，還沒有證據能證實這一點。此外，幾世紀以來，中國或其他食用大豆的東方國家男性，他們並沒有因此失去男性雄風和生育能力，反而更有男子氣魄。

戒除乳製品——如何在飲食中增加大豆製品

如果過去習慣……	現在做法可改為……
茶或咖啡中加入牛奶	茶中加入豆漿。如果是咖啡,事先將豆漿加熱,但要避免凝結。加入奶精或奶油球前先看清楚標籤,許多這類的製品都含有牛奶蛋白或脂肪
早餐穀物麥片加牛奶	以你喜歡的豆漿、米漿、純燕麥奶、椰奶,或者新鮮的純果汁加入穀物麥片以取代牛奶
冰淇淋愛好者	享受高品質的水果雪酪或刨冰,也可以嘗試市面上日漸風行的豆奶冰淇淋
甜點加冰淇淋或奶油	大部分的超市都有銷售大豆做的冰淇淋;你自己也可以利用豆腐加蜂蜜做甜點的淋醬。你也可以購買不含乳製品的布丁粉再加上豆漿來取代乳製品,或者嘗試改吃豆漿布丁或豆製的甜點
喝牛奶或奶昔	豆漿、米漿、燕麥奶或椰奶有許多種口味,你也不妨在家自製濃郁的豆漿奶昔。敬請參考以下的食譜

用奶油烹調蔬菜或塗抹麵包	改用有機第一道冷壓初榨橄欖油來烹調。嘗試帶有草本風味的橄欖油淋在土司或烤過的馬鈴薯上。用芝麻醬塗抹三明治，不僅可以取代奶油，還可以增加營養
食用大量的乳酪	目前健康食品店有銷售不含乳製品的硬質「乳酪」，你可以切片或磨碎用在烹調上。確認這類製品不含酪蛋白、乳糖和其他「隱藏」於牛奶中的成分。軟質大豆「乳酪」則可用豆腐乳代替。我最喜歡煙燻、浸泡滷汁、紅燒或原味豆腐以及鷹嘴豆芝麻沾醬
每天食用優酪乳	目前市面上有大豆原味或水果口味的優酪乳
食用牛肉製品，如漢堡、香腸，罐頭豬肉和義大利肉醬麵	現在市面上有許多製品可替代肉類，在健康食品商店或超市都能找到。有些食品以堅果類為主，不過多數都是大豆製品
以乳製品烹調食物	你可以用豆漿或大豆「奶油」來取代乳製品

食譜

以下美味的食譜是由我的朋友貝琪‧布魯塞所提供，這些食譜的作法快速簡單又可口。你可以利用它們輕鬆地提高你的大豆攝取量！

喜歡奶昔的你，可以試試下列食譜——香蕉奶昔。

香蕉奶昔　　四人份　料理約10分鐘

材料

1公升冰豆漿

4根成熟的剝皮香蕉

50公克杏仁粉

½ 小匙荳蔻粉

步驟

① 將所有材料倒入食物調理機攪拌至濃稠，倒入杯子搭配片狀杏仁或香蕉脆片即可食用。

辣味素肉原本的做法是在肉中加入大量的辣椒，然而，這份不含肉的版本，同樣香味四溢令人無法抗拒。辣椒量以你可以接受的程度斟酌使用，之後將所有的材料煮到熟爛，外觀帶著濃稠和黏糊感。另外也可以自行加入大紅豆增添氣味。

辣味素肉　四人份　料理約45分鐘

材料

1大匙橄欖油

5瓣大蒜，切碎

2顆中型洋蔥，切成薄片

½ —1小匙的辣椒粉

100公克素肉切碎

570毫升的水

140公克番茄泥

400公克小番茄或6顆中型番茄切碎

一整個辣椒（自選）

450公克煮過的大紅豆（自選）

2小匙醬油

1大匙醋

步驟

① 用鍋子先將油加熱，然後放入大蒜和洋蔥拌炒至軟。

② 加入辣椒粉拌炒一分鐘，然後放入素肉，使其吸乾湯汁再倒入水、番茄泥和切碎的番茄拌勻後轉為中火，之後放入辣椒和大紅豆，視情況再加入適量的水。

③ 蓋上鍋蓋，轉為小火燜煮大約二十分鐘，然後在起鍋前五分鐘加入醬油和醋即可。

④ 建議你可以搭配墨西哥玉米餅一起食用。

來一份壽喜燒如何？

豆腐壽喜燒　　四人份　料理約45分鐘

材料

100公克拉麵

570毫升的水

2顆中型紅蘿蔔切細絲

2根帶葉芹菜切細絲

100公克蘑菇切薄片

4根青蔥切細絲

100—170公克新鮮豆芽菜

225公克新鮮菠菜洗淨切小段

25公克新鮮荷蘭芹切碎

2份285公克的豆腐，
切成塊狀或細長形

醬料部分：

200毫升蔬菜高湯

60毫升醬油

2大匙米醋

1大匙麥芽糖漿

步驟

① 將拉麵放入攪拌碗。

② 平底鍋加水煮到中溫後，放上裝有紅蘿蔔絲的蒸籠，將水煮開持續三分鐘後關火。

③ 將紅蘿蔔絲鋪在油鍋的底部，然後將蒸紅蘿蔔的水倒入拉麵碗中靜置10—15分鐘。

④ 將各種蔬菜鋪在紅蘿蔔上，之後放入拉麵，最後將豆腐放在最上層。

⑤ 將油鍋放在爐上開大火，同時，將所有醬料拌勻加熱至即將沸騰，即淋上醬汁煮沸。蓋上鍋蓋，以小火燜煮5—7分鐘後即可搭配白飯食用。

滷天貝　　四人份　料理約90分鐘,外加浸泡6—8個小時

材料

1個225公克的黑色天貝,先解凍

5瓣大蒜切末

2顆中型洋蔥切末

1顆酸蘋果去籽切小塊

200毫升橄欖油

200毫升蘋果醋

2顆檸檬榨成汁

60毫升醬油

25公克新鮮生薑,切片

2小匙黑胡椒壓碎
但不是磨成粉末狀

1小匙芥菜籽壓碎

12顆完整的丁香

1根3吋長的肉桂

步驟

① 將天貝切成一吋寬的丁狀放在烤盤上。

② 用大碗將所有的材料混合均勻倒在天貝上,蓋上蓋子靜置6—8個小時。

③ 如果可以,你可以放置二十四小時以上。

④ 烤箱預熱至攝氏190度,然後將天貝放入烤箱烤一個小時。

⑤ 之後搭配米飯、清蒸蔬菜和熱炒紅蘿蔔即可食用。

飲食要素二：蔬果

　　草本飲食方案第二大要素為增加蔬果的攝取量，同時要暸解蔬菜比水果更為重要。官方建議每日五份蔬果，每份的定義也包括一杯果汁、一大匙乾果或者一小碗水果，就我個人的看法，這樣的攝取量一點都不夠。多數證據指出，攝取大量的蔬果可以大幅降低罹患癌症的風險。但是要小心的是，正在接受化療的人，要避免食用太多內含檸檬酸或草酸等強酸的水果。注意不要吃太多橘子、檸檬、葡萄柚和莓果，否則可能會得到膀胱炎或其他的症狀，例如痠痛和關節疼痛。可以多吃蘋果和梨（有益消化道和預防結腸癌）、瓜類、桃子、杏桃和香蕉，這類的水果比較不酸，但要確保它們是新鮮與成熟的。

　　就蔬菜類而言，同一季不要一次吃太多的菠菜、甜菜根或番茄，盡可能再多吃其他類水果，包括生菜沙拉類。蔬果中的抗癌化學物質清單不斷地增加，美國明尼蘇達大學研究植物化學成分的先鋒李・瓦特柏格（Lee Wattenberg）在實驗室中已確定許多預防癌症的成分。也許，這並不足為奇，但我一直很想知道，但是為什麼我卻從來沒有看過或聽過它們有癌症，即使人類對植物使用那麼多的化學物質。或許這和人們發現蜂蜜不會馬上腐壞含有天然抗生素的道理相同。所以，我們早該明白植物含有抗癌的成分。事實上，最新的化療藥物，例如來自紫杉的紫杉烷類對於治療乳癌末期和卵巢癌很有效（切記，不要直接吃紫杉，他本身含有毒性）。

　　大部分的水果和蔬菜都含有維生素，例如 β—胡蘿蔔素（維生素A的前身）和其他類胡蘿蔔素，例如番茄紅素（特別是黃色和橘色蔬

茱含量更多，如胡蘿蔔、番紅花、紅色和黃色青椒及桃子）、維生素C（多數新鮮的蔬果）與維生素E（多數新鮮的蔬果）。這些維生素的作用為抗氧化劑，藉此清除體內會造成細胞壁和DNA受損的自由基。

自由基是高度活躍的分子，其存活期通常很短。自由基是一種強大的氧化劑，你若想具體知道它對我們身體會造成何種影響，可以想像一塊奶油、一片肉或一些堅果正在腐化，這種化學過程稱為氧化，而蔬果中的化學物質有助於預防氧化——它們可以阻止我們的組織「腐化」。蔬果中的天然色素紅色、橘色和黃色及胡蘿蔔和桃子中的β—胡蘿蔔素與番茄（特別是小番茄）和粉紅葡萄柚、紅皮葡萄中的番茄紅素都是強效的抗氧化劑，而且可能含有其他的防癌成分。此外，大蒜和甘藍也含有豐富的抗氧化劑。

長久以來，β—胡蘿蔔素已是公認可以預防某些癌症的營養素。一九九五年，以色列的研究報告指出，番茄紅素比β—胡蘿蔔素更具有抑制人類癌細胞增生的作用。除了它的強效抗氧化劑功能外，它還具有可以抑制IGF-1刺激乳癌細胞增長的效果。日本的研究也指出，番茄紅素可以明顯地抑制老鼠體內遺傳性乳癌細胞的發展，部分的原因是它能抑制血清中催乳激素和游離脂肪酸的含量。

植物，特別是綠葉蔬菜和剛長出的嫩芽，例如豆芽和苜蓿芽都含有葉酸。葉酸在細胞分裂時，對基因排列的染色體有重要的影響。而導致癌症產生的錯誤，似乎很可能與這一點有很大的關係。大量證據指出，美國人飲食中缺乏葉酸，因此，老年人之所以退化被歸因於葉酸不足。在西方，想要懷孕的婦女被告知要攝取葉酸補充品，以避免嬰兒發生脊柱裂等先天的缺陷。當然，我們可直接從飲食中攝取足夠

的葉酸而無需訴諸補充品。如前文所述,有些治療乳癌的化療藥物會在細胞分裂時取代葉酸,我認為我之所以可以在化療後迅速恢復和不掉頭髮,是因為我飲用大量含有葉酸的新鮮果汁。我每天大約喝半品脫的青蘋果加茴香汁,比例各半,以及半品脫的胡蘿蔔汁,同時我也吃大量含有葉酸的瓜類。那些和我一起接受治療但服用葉酸補充品的人,他們仍然會掉頭髮,而那些被我說服採用新鮮果汁的人則仍然保有他們的頭髮。

我在書中有關大豆的內容中提到多次植物雌激素,因為它們具有保護乳房組織的功效,其實幾乎所有的蔬果和穀物都含有雌激素,蔬菜中如大豆、扁豆、豌豆和菜豆等豆科植物,都能夠行固氮作用,從空氣中製造蛋白質,並且富含異黃酮。典型的東方、地中海和拉丁美洲的飲食包含大量的豆類,根據統計,典型的西方飲食每日只能提供3毫克的異黃酮,相較之下,東方飲食每日則可以提供30—100毫克的異黃酮。

紅三葉草含有大量的香豆雌酚,和鷹嘴豆與扁豆一樣,它含有四種完整的重要膳食異黃酮。紅三葉草可以在中藥店買到,我最近開始食用,因為我相信它有預防乳癌的效果。此外,葵花籽和苜蓿芽也含有大量植物雌激素化合物。

飲食中的植物孕激素對預防乳癌也是很重要。一九九六年,李(JR Lee)博士在他的著作《天然孕激素》(Natural Progesterone)中指出,乳癌和其他的問題,包括經前症候群、子宮肌瘤、體重增加,尤其是臀部和大腿脂肪堆積,都是因為雌激素多於孕激素,這種情況可能在停經後變得更嚴重。李博士表明,問題主要是由於營養不

均衡。他建議多攝取大量的新鮮蔬菜、全穀物和水果，儘量吃未經加工過的食品，以及不含農藥、人工色素或防腐劑和其他有毒成分的食物。山藥或甘藷含有大量的植物孕激素，而大豆和茴香則含有植物雌激素和植物黃體酮。由於亞麻籽含有大量的木酚素，在經過消化道分解轉化後，會變成有助於調節內分泌功能的物質，因此，實驗已經證明，它在女性月經周期中，可以調節雌激素和孕激素的比例，在性激素功能方面扮演相當重要的角色。美國食品藥物管理局、美國國家癌症研究院和加拿大食品保護所在亞麻方面進行大量的研究，它們建議，以體重每一百磅（大約45公斤）來計算，每日在飲食中要攝取一湯匙的亞麻籽。

另外，我還會食用大豆、南瓜和芝麻（後兩者含有豐富的鋅）、葵花籽、苜蓿和扁豆的嫩芽。它們富含維生素C和其他維生素與礦物質，以及大量的優質蛋白質。以下是培養豆類嫩芽的作法：

- 使用有排水孔的容器，例如洗菜用的濾器、濾網、網盤或甚至是花盆（用網布將孔蓋住），然後用紗布和橡皮筋將容器覆蓋是最快與最方便的方法。容器的大小視多少種籽而定，不過至少要半公升以上。

- 你可在保健食品商店買到種籽，通常它們都是標示「有機」，還有一些超市可以買到。不要購買來自農業批發商的種籽，因為它們可能受到化學物質污染，可能損害身體。選擇乾淨和完整的種籽，其餘的則挑出來扔掉。

- 每一百公升容量的水加入二至三大匙的種籽。首先，它們必須以其四倍體積的水量浸泡，最好是使用礦泉水，直到它們的體積增

大一倍。這大約需要八個小時,或者隔夜浸泡,之後將浸泡過的水倒掉。

- 裝豆芽的容器必須放在暗處,用茶巾蓋在容器上。這些種籽一天要沖洗二到三次,用紗網過濾。確保每次先將容器顛倒過來,將裡面的水全部倒掉,不然豆芽會腐爛。

- 兩天後,將沒有發芽的種籽扔掉,其他的在四天至五天後就可以食用。最後一天,你可以將它們放在光源下,幾個小時就好,不然豆芽會變苦。

- 大多數的豆芽都需要做最後的清洗,並且在放入容器儲存於冰箱之前,一定要瀝乾水分。有些品種的種籽殼會脫落,你要將這些殼去除。將豆芽放入裝一大碗的水中搖動,直到殼浮到水面上,接著撈出即可。

蔬果也含有一些被認為沒有營養價值的成分或化學物質的前身,但它們卻有抗癌的特性,其中包括吲哚(indoles)、異硫氰酸鹽(isothiocyanates)、雙硫氫硫基(dithiolthiones)與有機硫化合物(organosulfur compounds)等。大約二十年前,流行病學研究指出,攝取含有雙硫氫硫基的十字花科蔬菜(白菜、綠色花椰菜、甘藍菜和黃色花椰菜等)可以降低罹患癌症的風險。一種名為奧替普拉(oltipraz)的合成雙硫氫硫基經動物實驗證明,具有抑制乳房(肺部、結腸和膀胱)腫瘤增長的作用。和其他有益的植物化學物質一樣,它會以多種方式干擾癌細胞發展,包括活化肝酶以清除血液中致癌的因子。蘿蔔硫素(sulforaphane)是異硫氰酸鹽的一種,也存在於十字花科蔬菜中,是蔬菜苦澀味道的來源,它可以啟動肝

臟中的解毒酶，因此具有預防癌症的作用，在老鼠實驗中，它可以阻斷誘發乳癌形成的化學物質。此外，十字花科蔬菜另一種名為吲哚-3-甲醇（indole-3-carbinol）的化合物，具有影響雌激素代謝的作用，因此，有助於預防乳癌。最近，亞伯丁羅伯特戈登大學的研究表明，從實驗室豬隻的結腸癌細胞DNA受損的數量來看，只有生花椰菜才有預防結腸癌的效果。研究指出，烹調會破壞硫代葡萄糖苷（glucosinolates），那是結腸製造異硫氰酸鹽的前導，具有防癌的作用，然而該研究並未指出花椰菜的烹調程度。就烹調的部分而言，蔬菜儘量生吃（稍微清蒸或快炒），而肉類和魚類則要完全煮熟。

　　大蒜、洋蔥、青蔥和青蒜在預防癌症方面也很重要。它們內含的化學物質類似那些用在減少X光診斷和放療對身體影響的抗輻射藥丸。它們含有強效的抗氧化劑，大蒜其中一種主要的生物活性──大蒜素，在大蒜壓碎後就會產生，實驗研究顯示，它具有降低乳癌和前列腺癌細胞增殖的作用。

　　除了大蒜素，大蒜還含有其他強效的抗氧化劑，例如硒和鍺，這些可以中和促進腫瘤生長和粥狀動脈硬化的自由基。美國在賓州和德州針對癌症研究的大學確定，壓碎的大蒜含有兩種抗癌活性成分，分別為二烯丙基硫化物（diallyl sulphide）與S-烯丙基半胱氨酸（S-allyl cysteine）。另外，研究顯示，大蒜還可以防止乳癌和前列腺癌細胞分裂，進而抑制腫瘤生長。此外，大蒜也是一種天然的抗菌劑，可以對抗黴菌、細菌和病毒，在第一次世界大戰時，人們就是用大蒜作為抗菌劑。許多人擔心大蒜的味道，不過，如果每個人都吃大蒜，那就不會有人注意到了！

　　癌症患者需要攝取大量的新鮮蔬果，以獲取足夠的抗癌化學物質來對抗腫瘤。克服這個問題最好的方式就是從蔬果中榨取果汁。這種方式可以將活性化合物與大量蔬果的纖維分開，否你得咀嚼大量的纖維才行，而榨成果汁其內含的抗癌物質更容易被身體所吸收。即使你不喜歡某些蔬菜，還是可以捏著鼻子，像吃藥一樣（沒錯，這的確是良藥！），輕易地將果汁喝下去。從十九世紀以來，自然療法醫師和某些醫生就是以新鮮的果汁和食物原料來治療患者，藉此以改善患者的健康。德國和瑞士早在全球健康診所之前，大力推行此種療法。要做大量的果汁，首先要投資購買果汁機（不是榨汁機）。當我罹患癌症後，我發現，便宜的果汁機很快就燒壞了，所以，過去五年來，我用的果汁機是屬於商業用的款式。

　　胡蘿蔔汁很好，但一天不要喝超過半品脫（約236毫升），不然你的皮膚可能會變成橘色。另外，甘藍汁也不要喝太多，因為甘藍內含一種甲狀腺腫大劑，如果大量攝取，特別是生食，可能會導致甲狀腺的問題。那麼，這時就需要提高碘的攝取量，這對於完善的營養和以海鮮為主食的人來說非常的重要。我罹癌時，每天必喝青蘋果加芹菜和茴香，以及少量西洋菜所打成的綠色鮮果汁。

　　除了果汁之外，還要吃大量的新鮮蔬果。烹調蔬菜時，我會稍微清蒸一下，然後淋一點初榨橄欖油食用，這個方法特別適用於美味的菠菜。如果能事先將一些軟化的洋蔥泡在橄欖油裡，滋味將更加美好。

　　我也喝大量的蔬菜湯，再一次，我只是用一些橄欖油加水，開小火將蔬菜煮軟。最後我會放入味噌、豆腐和一些海帶，然後再搭配生菜一起食用。

開始吃大量的蔬果後，人們最常抱怨的問題就是上大號的次數變多了。很抱歉，事情就是如此，每天解二到三次是很正常的，而不是一個星期二到三次！自此，你除了不再被便祕所困擾外，還會降低罹患痔瘡和靜脈曲張的機率。飲食正確的跡象為大便會浮在水面上而非下沉。另外，一開始你可能會有「脹氣」問題，不過別擔心，幾個星期過後，身體自然會調整，之後就不會再有腸胃脹氣的問題。

如果你想以投機的方法，如喝瓶裝或冷凍果汁來取代新鮮果汁，我可以斷言那是沒用的。將蘋果對切，你會發現它很快地就會變成棕色（氧化作用），而你需要的是綠色未氧化的果汁。道理是一樣的，市售的果汁不只氧化程度大，其內含的抗癌物質更是少之又少，甚至可能還含有防腐劑，或者經過某些加工過程以阻止它們腐爛（想想胡蘿蔔，有哪些方法可以讓胡蘿蔔汁在榨好後幾個星期才出售又不腐壞呢？）。基本上它們都經過了化學處理。我發現有些腸癌患者會將我建議的飲食方案改成吃蔬菜錠和瓶裝果汁而不是生鮮蔬菜，實驗證明與觀察研究顯示，這種作法並沒有任何助益。

食物含有多種重要營養素，它們對身體的益處是瓶裝補充品所無法取代的。例如，天然食品內含有助於食物分解的酶，像是香蕉富含碳水化合物和分解碳水化合物的澱粉酶；天然胡蘿蔔汁含有各種配合 β —胡蘿蔔素的物質。好的食材通常含有上百或上千種有益身體的物質。專家指出，天然蔬果和市售的果汁或補充品，其區別就好比是紙和樹。像中國人般，儘量吃新鮮與成熟的食物是對的，然而隨著超市興起，食物在我們吃下肚時，往往已不如當初新鮮。因此，現在我們傾向每天採買當季的新鮮食材，而非像我小時候一樣，每一個星期採購一次。

有機食品與農藥

有時候，有些提倡有機食品的人會被視為是缺乏理性或沒有科學根據的中產階級食品狂熱分子，他們的理念經常被人們駁回。我聲明為何這種醜化是不恰當的，以及盡可能堅持食用高品質的有機食品為何很重要。

農藥是化學毒藥，用於控制害蟲或疾病，種類包括殺死昆蟲的除蟲劑、殺死植物的除草劑、殺死黴菌病害的殺菌劑和許多其他無所不殺的「藥劑」，範圍從蟲類到鳥類都有。農藥、肥料和動物藥劑是屬於所謂的獸藥產品，統稱為農業化學藥品。相關單位指出，癌症有一小部分是因為農藥而引起的。隨後，一九八一年，多爾爵士和貝圖的流行病學研究分析卻指出，使用農藥所引起的癌症案例不超過2％。如果這個數字準確，以現今癌症病例看來，它還是造成了相當多的癌症病例！不過，這個估計數據是根據我們已知的某些化學物質對內分泌干擾的情況，因此很可能低估了農藥對乳癌和前列腺癌的影響。合成農藥的主要類別包括：有機氯、有機磷和三氮苯系除草劑。

許多農藥是來自有機化學物質，人們經常對此感到混淆，因為就食物來說，「有機」代表優質的意思，然而一旦用在化學農藥上，其意思則是完全相反。事實上，這就是生命的對比，讓我來解釋原因。

地球上只有九十二種天然的化學元素，範圍從輕元素如氫、氧到重元素如鉛、金和鈾。你四周看到的一切都是由這九十二種化學元素所組成的。

更值得注意的是，所有的生物，從最簡單的植物到地球上最複雜的物種，都是來自一種元素——碳化合物。

碳是一種非比尋常的物質。它可以結合其他的元素而形成多種化合物。有些最簡單的分子，如我們使用於食品中的糖和澱粉被稱爲碳水化合物，而碳水化合物是生命主要的能量來源。脂肪、蛋白質和維生素也是有機或碳基化學物質。碳這個獨特的化學成分是所有生命的基礎，並且由於它與生命息息相關，所以被稱爲有機化學物質。

由於這種神奇的化學元素——碳，使得有機化學農藥對我們有潛在的危險性。雖然它們是經過特殊設計與調配，用來殺死其他動物或植物，不過，其潛在的危險性顯然存在，可能會對體內的化學過程造成嚴重與長遠的破壞。

第二次世界大戰結束後，因爲大量機械化，農業已達到產業化的經營，單種栽培作法與爲了更高的收益、高效的農作物和動物產出，人們運用大量的農藥來殺死微生物，並在農業動物身上施打過多的獸藥產品。DDT農藥在第二次世界大戰期間問世，因而促進了農藥使用量大增，而且在一九四〇年代末期，其他的有機氯農藥如阿特靈（aldrin）和地特靈（dieldrin）也相繼問世。多年來，環境科學家警告這些農藥會對野生動物造成衝擊，例如影響鳥類的繁殖力。目前也有愈來愈多的人擔心它對人類潛在的影響，包括內分泌干擾。

美國在一九七二年禁用DDT，不過，許多開發中的國家仍然在使用。其他的有機氯化合物如阿特靈和地特靈其結構很類似DDT，在大多數的已開發國家都已禁止使用了。它們和DDT的共同特性就是殘留於環境中難以分解，並可能干擾內分泌及致癌。然而，目前英國仍然在使用的那些農藥，對環境及人體之影響實在堪慮。

在第二次世界大戰期間，有機磷首次被英國、法國、德國和美

國，用來作爲化學戰劑中的神經毒氣，它們具有影響神經連接處的作用。要啓動神經脈衝穿過神經連接處需要體內製造一種名爲乙醯膽鹼的神經傳導物質，但是在任務完成後，乙醯膽鹼必須立即被另一種名爲乙醯膽鹼酯酶的酵素分解，以中止它的作用。而有機磷會鎖住乙醯膽鹼酯酶使其無法正常運作，因此有機磷被稱爲抑制劑。這個鎖定過程分爲兩階段：第一階段可以恢復原狀，但第二階段是所謂的老化無法恢復，因此神經不停地被啓動。雖然最近的研究顯示，有些有機磷是屬於內分泌干擾物質，但是，其實有機磷主要影響的疾病爲中樞神經系統而不是乳癌。總之，減少暴露其中是最好的，尤其是儘量減少因乳癌和治療過程中伴隨而來的神經衰弱症狀。

根據朗和克拉特巴克的動物研究，他們指出大約有五十種農藥爲致癌藥劑。另外許多其他的農藥被懷疑會導致先天或遺傳的缺陷；而有超過六十種以上的農藥會造成各種生殖能力的問題。根據麥克邁克爾指出，自從一九五〇年代以來，全球使用的農藥量已增加三十倍，而化肥的使用量則增加九倍。這種作法確實增加了糧食的產量，不過卻也造成廣泛的化學污染、破壞野生動物和生態系統平衡。此外，一九九〇年代中期，美國農業每年大約使用三億六仟五百萬公斤的農藥，然而，比這部分更超過的是，大約有九億公斤的殺蟲劑運用在非農業方面，包括林業、美化環境、園藝、食物運送和居家蟲害防治。

殺蟲劑和殺菌劑是人類在食品上最常接觸到的農藥，可怕的是它們往往是在採收前甚至是收成後才噴灑在食物上。除草劑的使用也像化學物品一樣，逐漸地取代傳統的耕種方法（如農作輪耕），目的是控制雜草生長。除草劑目前占農藥的三分之二，草脫淨（Atrazine）

是三氮苯系的一種，據說是全球使用最廣泛的除草劑。實驗顯示，乳癌培養組織細胞暴露其中會導致雌激素代謝物增加；而且研究證實，給予特定老鼠高劑量的草脫淨會造成乳腺腫瘤。國際癌症研究協會作出結論表示，關於草脫淨對動物是一種致癌物質的證據有限，不過，它很可能是一種人類致癌的物質。草脫淨被美國環保署和世界野生動物基金會列為環境內分泌干擾物，因此，有些國家早已禁用草脫淨，不過在美國和加拿大卻廣泛使用在種植玉米的區域，因而造成這些區域水源污染。另一種除草劑為滅必淨（Metribuzin），廣泛應用在大豆、甘蔗和小麥。以上這兩種除草劑都有抑制光合作用的效果。

要避免這些化學物質噩夢，最好就是購買有機食物，許多農場或合作社目前都有提供新鮮的有機蔬菜。即使是一九五〇年代，我父親就反對在蔬菜或處理食物的過程中使用過多的化學物質，他教我要選購「有洞」的蔬果，因為它們可能含有較少量的農藥。遺憾的是在罹患乳癌之前，我完全忘了他的忠告。

如果經濟許可，就儘量買有機生長的食物，或者至少買有機的馬鈴薯和胡蘿蔔。如果你負擔不起，卻剛好有個花園或一小塊地，不妨試著自己種植蔬菜。特別是生菜沙拉，例如甘藍菜或萵苣最好選購有機生長的，必須注意的是，由於是生吃，因此，其中的化學物質無法經由烹調分解，所以最好將外層的葉子去除，並且以稀釋的醋沖洗，然後在烹調之前徹底地洗淨。用於農業和園藝的農藥是無法用水完全去除的，不過仔細沖洗至少會減少那些直接噴灑於蔬果表皮上的化學殘留物；如果不是有機水果，請直接將皮剝下後再食用。你很容易可以發現，有些水果表皮上的水珠很快地就會滑落，就好像是穿了

塑膠雨衣一樣。通常這種情況在橘子、葡萄柚、檸檬和大量上市的蘋果上最常看到。當然，如果這些水果要剝皮，那麼上蠟對人體的影響會較小，但倘若要用來做果醬或使用水果皮來烹調食物，但問題可就大了，所以，我會儘量避免吃這類的果菜。食用有機食物要注意一點——畜禽糞便和廚餘是有機耕作主要的肥料，所以食物中可能含有病原體，因此一定要提高警覺，並且在食用之前徹底地清洗。

草本飲食方案烹調蔬菜的方法：

美味的捲葉羽衣甘藍　四人份　料理約45分鐘

材料

1公斤捲葉羽衣甘藍

1大匙橄欖油

5瓣大蒜切碎

1大顆洋蔥切細絲

1小匙新鮮磨碎的黑胡椒

½小匙磨碎的肉豆蔻

1顆甜紅椒，去籽切細絲

作法

① 將羽衣甘藍剝開，浸泡在冰冷的鹽水中約5分鐘。

② 每一片葉子都用清水沖洗乾淨，切成細絲放入濾鍋中。

③ 用中火將炒鍋加熱倒入油後，放入大蒜和洋蔥拌炒至透明及軟化。

④ 加入黑胡椒和肉豆蔻拌炒一分鐘後放入甘藍，且立刻蓋上鍋蓋，用中火燜煮5分鐘。

⑤ 不時攪動甘藍，使爆香的洋蔥均勻分散，之後放入紅椒，再次蓋上鍋蓋，小火燜煮10分鐘。

⑥ 起鍋前請拌勻，可搭配米飯、天貝、炒胡蘿蔔或烤南瓜一起食用。

快速味美的防風草湯　四人份　料理約45分鐘

材料

3根中型防風草去皮切碎　　　½小匙新鮮磨碎黑胡椒

1大顆洋蔥切碎　　　　　　　¼小匙鹽

3根芹菜切碎　　　　　　　　½顆檸檬汁

2大匙橄欖油　　　　　　　　2大匙新鮮荷蘭芹切碎

2大匙普通麵粉

1公升豆漿

作法

① 鍋子加熱放入油後，將防風草、洋蔥和芹菜放入拌炒。

② 用中火拌炒大約15分鐘，當蔬菜變軟成棕色後，灑上麵粉拌炒，並且倒入豆漿。

③ 將湯加熱，但在尚未沸騰前放入食物調理機攪拌至濃稠狀後再倒入鍋中。

④ 加入鹽和黑胡椒粉，用小火燜煮並倒入檸檬汁增添風味。

⑤ 湯汁若太濃稠，可加入蔬菜高湯或水稀釋。

⑥ 小火燜煮約10分鐘，即可加入荷蘭芹並趁熱食用。

菠菜濃湯　四人份　料理約60分鐘

材料

450公克新鮮菠菜洗淨切碎

1大匙橄欖油

3瓣大蒜切碎

2顆中型洋蔥切碎

1小匙新鮮磨碎黑胡椒

2小匙酵母

570毫升蔬菜高湯或水

2小匙香菜籽＋1大匙橄欖油拌炒

1大匙普通麵粉或玉米粉

570毫升豆漿

1小匙香菜切碎

作法

① 將菠菜和香菜水分瀝乾。

② 用中火熱油後，倒入大蒜和洋蔥拌炒至變軟呈透明狀。

③ 加入黑胡椒繼續拌炒1分鐘後，倒入酵母和蔬菜湯攪拌至煮沸。

④ 加入菠菜後蓋上鍋蓋，以小火燜煮大約3至5分鐘。

⑤ 同時間，用平底鍋將油加熱，倒入香菜籽拌炒2分鐘。

⑥ 灑上麵粉繼續拌炒至黏稠後，一點一點地加入豆漿，過程中繼續攪拌成醬汁。

⑦ 將香菜灑在醬汁上，均勻攪拌並且關火。

⑧ 將醬汁倒進湯中攪拌，若太濃稠可再加入蔬菜高湯。

⑨ 攪拌均勻後，搭配香菜增添風味，建議趁熱食用。

蒜香花椰菜佐杏仁醬　四人份　料理約30分鐘

材料

900公克綠色花椰菜，洗淨分小塊

1大匙橄欖油

1整顆大蒜，去皮切碎

1大匙新鮮生薑磨碎

½ —1小匙新鮮磨碎黑胡椒

115公克切片杏仁

1根青蔥，切成2吋長細絲

作法

① 清蒸花椰菜5分鐘，蓋上鍋蓋，靜置一旁。

② 同時間，將油加熱後倒入大蒜拌炒2分鐘，直到呈金黃色。

③ 加入薑和黑胡椒拌炒1分鐘後，倒入杏仁、青蔥和蒸過的花椰菜拌
　炒均勻，然後蓋上鍋蓋，用小火燜燒7—10分鐘即可趁熱食用。

將蔬菜量提高至最大
十種增加蔬菜攝取量的方法

如果過去你習慣⋯⋯	現在做法可改為⋯⋯
將馬鈴薯和甘藍菜煮爛	買一個不銹鋼蒸鍋，品嚐蔬菜的樸實美味
以為法式蔬菜沙拉只是芹菜棒沾鹽巴	除了芹菜棒外，你可以加入胡蘿蔔棒、綠色和黃色花椰菜、甜椒、小黃瓜、番茄、青蔥等蔬菜。你可以沾鹽食用、鷹嘴豆芝麻沙拉醬或大豆優酪乳配切碎的香草和香蔥
除了冷凍豌豆外，一律謝絕任何蔬菜	別傻了！買一個手動攪拌機吧！將多種蔬菜放入蔬菜高湯中燜煮，之後放入攪拌器內，加入胡椒和香草調味即可食用
以為只要有沙拉就好	一份沙拉至少有五種蔬菜。以下為我最喜歡外加的蔬菜：胡蘿蔔絲和蕪菁、切碎的青蔥、小黃瓜和小胡瓜丁、大紅豆或豆干丁、西洋菜、荷蘭芹、芝麻菜、紫萵苣和羅馬生菜。混合後搭配葵花籽和一點核桃或芝麻油與蘋果醋即可食用
將裝飾用的香菜扔掉	確保香菜是新鮮的，然後沾風味佐料即可食用。如果沒有佐料，也可以自製。將香草如荷蘭芹、香菜和西洋菜與蔬菜如番茄、洋蔥和小黃瓜切碎，均分混合後，不需要加入任何調味料即可食用。這份風味佐料會為你的食物增添更多的營養，並且讓你的「菜色」更豐富

每天晚餐只吃一大匙單一種類的蔬菜	好吧！這是一個開始。我是運用「彩虹原則」來幫助我進入蔬菜的世界：盤子中四分之一為白色蔬菜如馬鈴薯、防風草、塊根芹或蕪菁。你也可以加入烘烤、火烤或清蒸的蘑菇。另一個四分之一為橘色蔬菜如胡蘿蔔、地瓜或南瓜；另一個四分之一為黃色蔬菜如蕪菁甘藍、甜玉米和甜椒；最後的四分之一為綠色蔬菜，你知道有哪些的！當然，你不用真的將盤子細分為四塊，你可以將這些顏色混合在一起，做成烤蔬菜串、火烤蔬菜拼盤、沙拉、燉鍋菜、快炒等等
認為大蒜只是調味用	買一個瓷做的大蒜壓碎器和一大串大蒜。無論你看的是什麼食譜，使用雙倍的大蒜量。你可以將切碎的大蒜放入湯、炒菜、砂鍋菜餚、沙拉調味醬、鷹嘴豆芝麻沙拉醬和各種醬料中
每當提到甘藍家族你就頭大搞不清楚	讓所有可食用的甘藍家族成為你的飲食中的一部分：綠色花椰菜、抱子甘藍、白菜類、白色花椰菜、羽衣甘藍和大頭菜。這些都是硫蔬菜類，含有豐富的鈣與其他建議的抗癌成分。請每天生吃或清蒸一些這類蔬菜
一想到蔬菜汁就聯想到肉湯，而且從未積極飲用	將半磅有機胡蘿蔔仔細清洗，然後放入你新買的果汁機，打好後馬上飲用，之後再去買一磅胡蘿蔔。明天，在同樣的果汁裡加入一些芹菜棒

食物要素三：蛋白質

我將蛋白質列入第三大要素，是因為對有些人來說要吃全素並不容易，特別是他們沒有乳癌或前列腺癌方面的問題，而只是想要降低罹患這些疾病的風險。不過，我仍要強調，罹患乳癌、前列腺癌或結腸癌等疾病者，必須立即停止食用動物性製品直到病情好轉。

在經過八個月食用純植物食品後，我開始感到「提不起勁」。我的醫生認為這是治療過程中的反應，不過，我意識到自己可能是因為缺乏鋅的緣故。以微量元素而言，鋅對身體的重要性僅次於鐵，是人體不可或缺的營養素，它涉及體內兩百多種酶的運作，所以缺乏鋅通常是情緒低落的一個原因。鋅對身體的復原力很重要，因此，攝取足夠的鋅有助於從手術、放療和化療中恢復。人們早在古代文明時期就已經知道鋅的價值。在越戰期間，當美國醫生以為他們在鋅的認知上有重大的突破，發現鋅有助於燒傷和其他傷口的復原能力時，殊不知古老的埃及人早就知道它的療癒效果，並且記載在金字塔裡了。

我認識的許多法國醫生和所有的英國獸醫都知道這一點，不過，我從未遇過任何一個英國醫生留意到補充鋅的重要性。就男性而言，體內鋅濃度最高的器官為前列腺，所以鋅對於前列腺的功能尤其重要。另外，鋅和細胞分裂與第一型類胰島素生長因子（IGF-1）的控制也有關聯。美國伊利諾大學研究人員表示，鋅有助於調節抑制IGF-1活性的功能。最新的研究也指出，硒對於前列腺的健康可能具有關鍵性的作用。在一項試驗中，攝取較多硒的男性（每天150微克）比起攝取較少量硒的男性（每天86微克），可以降低三倍以上有

關前列腺問題的風險。然而，一份估計指出，英國男性平均每日硒的攝取量都還不及86微克的一半呢！順帶一提，大蒜含有豐富的硒。

由於我不喜歡鋅錠，加上那時我對全素食物不甚瞭解，所以，我決定在飲食中加入一些肉類，因為我知道肉類是鋅和硒一個很好的來源。不過，這是在我確定癌症所有跡象都已消失的六個月後。此外，我只到專賣有機肉品的商店購買肉製品，因為他們只販售以傳統和人道方式所飼養的動物，而且不使用任何化學藥物，例如抗生素或其他生長促進劑等。我只吃少量「年輕」的肉類，如羔羊、雞或鴨腿肉及野味如兔子或鹿肉。通常野味的營養成分，比餵食和活動量少的家畜動物還要高且脂肪含量較少。

如果我是美國人，我絕對不吃牛肉或豬肉，除非是保證有機生產的製品。因為以男性或女性激素為基礎的生長激素植入物，已廣泛使用在美國牛肉生產長達三十年之久。根據美國農業和自然資源研究院及內布拉斯加大學指出，除了小於45天的犢牛和育種牛外，幾乎所有的牛隻都有使用植入物，有些強效的植入物更結合了男性和女性的激素。這些肉類比未使用植入物的肉類含有更多的IGF-1。另一種基因工程豬生長激素（PST）在美國也有銷售，不過，我在綿羊肉類製品中找不到任何使用這類化學藥物的證據。

加拿大新聞引用美國波士頓塔夫茨大學醫學院索南夏因（Sonnenschein）博士的一篇文章，文中指出，「美國牛肉中殘留的激素，很有可能是近幾十年來少女青春期提早的其中一個原因，而青春期提早就會轉變成乳癌風險提高。」有人宣稱PST比任何歐盟所禁用的類固醇激素（不過美國仍然在使用）都還要安全，因為烹調會破

壞PST。可是，這其中並未說明IGF-1的濃度，也沒有提及生的或未煮熟的肉類問題。因此，整個歐洲都禁用這類型的激素。最近有一事件，英國豬農在BBC第四頻道電台抱怨爲何歐洲農夫可以用污水來餵豬隻，但英國卻嚴禁此種作法，這個訊息再清楚不過了，所以，英國人若真的很想吃豬肉、培根或火腿，最好吃英國製的有機食品，特別是來自傳統稀有的品種。

烹調肉類的方法也很重要。我的母親即使九十一歲了仍老當益壯，我認爲就是因爲她們那一代的婦女，基於各種原因（預防癌症等）而全被教導要將肉類徹底煮熟，而且是慢慢地煮。現在的我也絕對不吃未煮熟的肉。因爲肉類是不良導熱體，如果沒有煮熟，其中的激素就無法被破壞；而且即使已經完全煮熟，還是有殘留類固醇激素的可能，如美國所使用的雌激素。將外表烤熟但內部未熟的肉類往往對健康有害，因爲有一種名爲雜環胺（HCAs）的致癌化學物質，似乎存在於食物燒焦的部分，同時另一種致癌化學物質，如激素則存於生肉中。我也不吃產乳動物的肉類製品，例如漢堡或香腸。此外，水煮、清蒸或燉肉的HCAs含量較少，而火烤或煎肉的HCAs含量則非常高。

蛋是其他優質蛋白質和重要微量營養素——如鋅的一個良好來源，而鋅主要集中在蛋黃裡（最好是吃有機生產的蛋）。蛋含有豐富的半胱氨酸氨基酸，這種氨基酸被運用在抗幅射線藥錠中，因此，適量的攝取蛋有助於預防放療法和X光診斷所造成的輻射線影響。其中半胱氨酸中的硫具有抑制自由基活性的作用，因此可以保護細胞。當我在做放療時，我每天會吃一小顆有機雞蛋，現在我也經常吃有機雞蛋，但是一天不超過一顆。此外，優質的鋅來源還包括螃蟹、蝸牛和

牡蠣；假設你吃素，你可以選擇芝麻、南瓜籽、葵花籽或小麥胚芽。而啤酒酵母是許多微量元素的優質來源，包括硒、鉻、鋅、維生素B，這些對皮膚和神經組織非常的重要。

　　魚類和貝類（最好是新鮮野生）是優質的蛋白質來源，不過只有寒帶海水魚（如鯖魚和鮭魚）含有所謂的「好脂肪」omega-3脂肪酸。事實上，一位加拿大科學家最近指出，若我們攝取來自貝類和沿海食物中的omega-3脂肪酸不足，人類的大腦將容易受損。以魚類為主食的人口如愛斯基摩人，長久以來，其罹患乳癌的人數比食用動物性脂肪的人口要少得多。如果適當地烹調，海鮮內還含有大量的碘，這些碘化合物有助於在細胞分裂時不會出錯。除了甲狀腺外，女性體內含碘最多的地方是在乳房，因此，和鋅主要集中在男性前列腺一樣，碘對乳房組織功能的正常運作影響重大（事實上，我以攝取冰島海帶錠，幫助許多經前乳房腫漲的朋友克服這種症狀）。此外，經實驗證明，碘具有降低實驗室老鼠在更年期時乳癌的發病率。

　　為了確保攝取足夠的碘，我會服用海帶錠。所有的海帶都含有大量的碘和其他營養素，不過，海帶也可能受到污染，包括靠近沿海岸核電廠的放射污染。因此，我只吃冰島海帶（因為冰島人口較少，而且他們使用天然地熱，遠離多數的污染源）。在這個世紀早期，魚類、廚餘和海帶通常是作為肥料使用，不過現在都已被無機複混肥取代，包括磷酸鹽岩，而它們的碘含量普遍都很低。

　　因為工業化農耕的影響，多數西方國家的土壤有機腐植質含量往往很低，土壤無法有效地吸收來自雨水中的碘。所以，通常農作物內含這類的必需營養素相對的就比較少，因此攝取天然補充品就格外的

重要，例如海帶錠。飲食中加入海帶錠使我的皮膚改善許多。海帶錠吃完後幾天我若沒有補充，皮膚就會變得粗糙，會先從我的手肘、膝蓋和臀部開始，之後範圍會逐漸擴大，直到我再次補充海帶錠後症狀才會好轉。另外，海帶也有助於對抗輻射線。萃取自海藻的黏液物質藻酸鹽，是一種用來防護放射線的標準保護劑，因此海帶和其他海藻有助於降低X光和放療的副作用。在素食中，石花菜經常被用來取代明膠，你也可以利用它來增加飲食中碘的來源。

碘另一個附加的好處是對大腦有益。而碘缺乏是全球精神發育遲緩與腦損傷最常見的原因。事實上，一種無法治癒的疾病克汀症（又稱呆小症或甲狀腺機能衰退症）是嬰兒在出生時嚴重弱智，其原因可能是母親在懷孕時嚴重地缺乏碘。

穀物也是蛋白質一個很好的來源，我們會在〈食物第六大要素〉中做進一步的討論。

另一個優質蛋白質來源為堅果類。我吃大量的堅果但不吃花生，因為花生較有可能受到污染而含有黃麴毒素這種致癌化學物質。另外，我也不吃巴西堅果，因為它們可能含有放射性物質鐳-226。我的同事曾經因為擔心我吃太多這類堅果而特別提醒我，當時我並不相信，直到我將巴西堅果放到檢定器上之後，Ok！我相信了！

〈一般人的預防飲食〉

給那些健康，但希望降低罹患乳癌風險或是從乳癌中康復的人。

記住，一天之中來自動物性產品的熱量不要超過15％。

如果過去你習慣⋯⋯	現在做法改為⋯⋯
早餐 吃精製麥片加牛奶和白糖	有機穀物麥片加一大匙亞麻籽，搭配新鮮的果汁加蜂蜜、粗糖或糖蜜，或者搭配米漿、豆漿、椰奶
煎香腸、培根、炒蛋和烤麵包	1.以火烤有機火腿或素食代替，番茄和蘑菇烤前先刷一層橄欖油，土司或麵包可用橄欖油稍微煎一下 2.用一半豆漿一半水的份量水煮黑線鱈，上頭再加上一顆水煮有機荷包蛋 3.用橄欖油將有機全麥麵包稍微煎一下，搭配水煮或水煮荷包蛋一起食用
烤白麵包搭配奶油和果醬喝市售瓶裝果汁	烤有機全麥麵包搭配大豆抹醬，喝現榨的果汁
小吃和點心 市售的餅乾，特別是含有乳製品，包括乳清蛋白、酪蛋白、乳糖和奶粉等	乾果類、堅果類、南瓜籽、香蕉和椰絲。不含乳製品的芝麻糖或其他來自健康食品店的點心
主食 以奶油烹調肉類或吃半生不熟的肉類	用橄欖油慢慢地火烤或烘烤肉類至全熟，適量佐以海鹽和黑胡椒及其他香草。也可用肉汁烘烤馬鈴薯，之後再製成肉的醬汁

速食 漢堡、香腸、義大利麵和超市的熟食	素食漢堡或素食香腸。魚類或蛋是最終極的速食。用水或白酒加入薑、洋蔥、茴香清蒸或水煮魚類，或刷上橄欖油後加入少許的鹽、黑胡椒、香草火烤即可食用
罐裝豌豆	清蒸新鮮豌豆、四季豆、蘆筍、花椰菜或各種蔬菜，並且將蒸過的菜汁保留做湯或醬汁。不要加奶油，可用橄欖油加香草代替
洋芋片、奶油或烤馬鈴薯，尤其以奶油或乳酪烤	烤或蒸馬鈴薯之前要刷乾淨，食用前佐一點橄欖油和切碎的荷蘭芹。烤馬鈴薯可以搭配鷹嘴豆芝麻沙拉醬或魚子醬以取代奶油和乳酪
加鮮奶油的白醬和濃湯類	白醬中的奶油可以用豆漿取代；濃湯類可以參考191頁的菠菜濃湯食譜
罐頭湯類	可以做簡單的味噌湯或簡易蔬菜高湯
布丁	選擇新鮮水果沙拉、烤香蕉、刨冰或水果雪酪、豆漿冰淇淋或豆腐布丁。蘋果填入乾果和碎堅果餡料烘烤後，淋上以紅酒燉煮的橘子、梨子做成的焦糖醬汁；大豆冰淇淋搭配蜂蜜、果汁或粗糖調味，然後加幾滴有機香草精。兩杯新鮮橘子汁慢慢加熱後，加入粗糖與幾滴香草精，即是美味的橘子布丁醬汁
乳酪盤	以沙拉盤代替，加入松子、番茄乾以及香草風味的橄欖油，還可以搭配朝鮮薊嫩心和滷豆干
市售的美乃滋、蛋黃醬、沙拉醬	以3：1的份量來調配沙拉醬。3為橄欖油，1為紅酒、淡蘋果汁、覆盆莓或甜醋；之後用一點粗糖、海鹽和黑胡椒調味，另可以加入黃芥末、各式香草和大蒜來變化各種口味

乳酪或優酪乳沾醬	鷹嘴豆芝麻沙拉醬、芝麻醬或魚子醬
飯後吃巧克力	購買有機不含乳製品的黑巧克力
茶或咖啡中加牛奶	以豆漿取代牛奶
睡前牛奶巧克力或好立克	購買巧克力前先閱讀標示，以豆漿取代牛奶，並加入粗糖、香草或其他你喜歡的香料來增添風味

食物要素四：油類和脂肪

　　許多人對於應該吃何種油類及脂肪感到困惑。而一般人早已習慣購買以多元不飽和脂肪為主的抹醬。我們的身體的確需要脂肪，不過，就攝取的數量和形式而言，我們所需要的和以狩獵或採集為生的原始部落人一樣。

　　在室溫下，脂肪為固體，油類為液體。然而，科學家經常使用「油脂」一詞來涵蓋所有的脂肪和油類，不管它們是固體或液體。油脂是由三種脂肪酸分子和一種名為甘油（glyerol，又名丙三醇）的醇類所組成，而三酸甘油脂（triglycerides）一詞就是指三種脂肪酸分子加上甘油。

　　簡單來說，脂肪酸是油脂中的酸，其中有四種主要的脂肪酸：棕櫚酸（十六酸）、硬脂酸、油酸、亞麻油酸。記住，每一種油脂分子都包含這四種脂肪酸的其中三種，而油脂分子中的脂肪酸組合決定該油脂是否為飽和、不飽和或多元不飽和脂肪，過去幾年來，我們不斷地聽到這些名詞，以下我將一一說明。

油脂為甘油結合多種脂肪酸而成,為長鏈碳原子(通常有十五至十七個碳原子)與氫化合的形式。碳原子之間若全部以單鍵結合則稱為飽和脂肪,雙鍵則為不飽和脂肪,而不飽和脂肪又依照雙鍵個數分為「單元不飽和脂肪酸」與「多元不飽和脂肪酸」。單元不飽和脂肪酸含有一個雙鍵,多元不飽和脂肪酸含有兩個或以上的雙鍵。雙鍵愈多表示飽和度愈低或愈不飽和,油類大多為不飽和脂肪,在室溫下呈液體狀態,動物性油脂則為飽和脂肪,在室溫下呈固體型態。

飽和脂肪

棕櫚酸脂肪酸有16個碳原子,沒有不飽和碳鍵(雙鍵),所以稱為「飽和」脂肪酸。硬脂酸脂肪酸有18個碳原子,沒有不飽和碳鍵,所以也是「飽和」脂肪酸。飽和脂肪會使血液中的膽固醇值升高,攝取愈多的膽固醇,罹患中風或心臟病的風險就會愈高。動物性脂肪如豬油、奶油和肉類,都含有大量的飽和脂肪。有些植物性脂肪也含有大量的飽和脂肪,例如椰子油和棕櫚油。儘管人們對脂肪和油類的看法不一,不過,關於飲食中要減少攝取飽和脂肪這一點,這三十幾年來都仍然維持不變。

單元不飽和脂肪

油酸脂肪酸有18個碳原子和一個不飽和脂肪鍵,所以稱為「單元不飽和」。正在進行的研究顯示,單元不飽和脂肪比飽和脂肪更健康。人體實驗表示,將飽和脂肪換成單元不飽和脂肪,不僅可以降低罹患心臟病的風險,同時還可以降低血壓。單元不飽和脂肪其中一個主要的來源為橄欖油,它含有80%的單元不飽和脂肪,是一種天然的

抗氧化劑，烹調上相對安全性也較高，而且比其他不飽和脂肪油類更不容易酸化（專家們認為酸化會致癌）。

多元不飽和脂肪

亞麻油酸脂肪酸有18個碳原子和兩個不飽和碳鍵，所以稱為「多元不飽和」。早期研究指出，多元不飽和脂肪比單元不飽和脂肪更能降低總膽固醇和低密度膽固醇值，然而，最近研究指出，兩者對於降低膽固醇值的能力並無差別。不過，油類含多元不飽和脂肪愈多就愈有可能受到光、熱和空氣的破壞。通常不飽和油脂雙鍵愈多，其安定性就愈差。大多數的多元不飽和脂肪最好是使用未經加工過的製品，因為一旦受到破壞，它們反而會形成自由基。優質的多元不飽和脂肪包括葵花油和玉米油。我們的日常生活飲食都需要一點亞麻油酸，因為在那四種主要的脂肪酸中，這是唯一人體無法自行合成的脂肪酸。

必需脂肪酸

多元不飽和脂肪酸中有兩種必需脂肪酸，分別為omega-6和omega-3，它們對身體的健康非常重要，是體內各種代謝功能的催化劑。在經過複雜的轉變過程後，必需脂肪酸會轉化為生物活性，進而影響許多代謝系統的功能。它們之所以稱為「必需」是因為人體無法自行合成，必須藉由攝取食物來獲得。許多蔬菜油或多或少都含有必需脂肪酸，不過肉類含脂肪酸的含量則不多。

- Omega-6脂肪酸（如亞麻油酸）存在於蔬菜種籽和蔬菜種籽製成的油類。其優質來源包括紅花籽、向日葵籽、玉米、大豆、月見

草、南瓜籽、核桃和小麥胚芽製成的油。

• Omega-3脂肪酸（如 α-次亞麻油酸）存在於冷水魚中，如鮭魚、鯖魚和沙丁魚，以及亞麻仁籽、月見草、琉璃苣種籽和大豆製成的油。它們除了有預防乳癌的功效外，還具有預防其他疾病的效果，例如冠狀心臟病和高血壓、關節炎、濕疹和牛皮癬與良性前列腺增生。食物補充品螺旋藻含有亞麻與次亞麻油酸。

　　日本研究指出，缺乏這些必需脂肪酸會導致學習力與記憶力受損。γ-亞麻油酸是一種特別優質的Omega-3脂肪酸，存在於器官肉類如肝臟（請食用有機的肉類）和月見草油，但請不要服用膠囊式的月見草油（因為這是經由煮過的動物骨頭、皮膚和筋腱製成的）。

　　專家建議，每天多元不飽和脂肪的攝取量不要超過一天總熱量的10%，而Omega-6與Omega-3的比例大約為7：1。我的確吃很多魚類，不過我購買的魚幾乎都是野生而非人工養殖，因為野生的抗生素殘留和人工污染物較少，我也不攝取魚油，我擔心可能含有有機氯農藥和多氯聯苯衍生物。魚類也含有豐富的維生素D，是骨骼的必需營養素，倫敦聖喬治大學和哈佛醫學院研究表示，維生素D有助於預防乳癌。而維生素A和D具有降低IGF-1值的作用。

　　所有的油類都應該保存於深色玻璃瓶以減少氧化。我從不使用裝在塑膠容器中的油類，因為許多塑膠製品可能內含有害健康的脂溶性化學物質。為了盡可能吃未加工過的食品，我會儘量從食物中攝取油脂：例如從魚類攝取魚油；從亞麻仁籽攝取亞麻仁油。這種方法從亞麻仁籽上就可以看到好處，根據英格姆和其他研究人員指出，大量

的抗癌木酚素前體存在於亞麻仁籽而非亞麻仁油。專家指出，亞麻仁籽有助於預防乳癌，而且是預防便祕、痔瘡和靜脈曲張一種很好的食物。 一九九九年，多倫多大學莉莉安‧湯普森（Lillian Thompson）博士的研究指出，亞麻仁籽的木酚素前體可以降低已發病的乳癌增生率達50％以上。研究還顯示，它也具有預防結腸癌的作用。亞麻仁籽是木酚素前體一個很豐富的來源，而木酚素前體在進入人體腸道後會被腸道內細菌轉變成爲一種具有保護乳癌的強效化合物，它也是一種抗氧化劑、抗生素和抗癌劑。我的飲食中唯一不是經由食物攝取的油脂爲冷壓初榨橄欖油，而我也不碰奶油和人造奶油。

在許多地中海餐廳，他們通常會用初榨橄欖油加香草來沾麵包食用，這種風味比奶油更好且更健康。現在，我若在家宴客也會如法炮製，我的客人也都吃得津津有味，沒有人抱怨或要求奶油，同時，我還發現有人也和我一樣這樣做。我知道西班牙人、義大利人或希臘人會用橄欖油抹在麵包上，然後加魚或番茄醬來做三明治，而不是使用奶油或多元不飽和脂肪的抹醬類。這種作法不僅更健康，味道也比大多數英國人吃的三明治或點心美味呢！

我還會避免食用油菜籽或芥花籽油。芥花籽是從加拿大舊品種的油菜籽培育而成，這種油類含有微量的芥酸。動物實驗報告指出，它可能比原來的油菜籽具有更高的致病潛因。芥花籽油目前是加拿大使用最廣泛的一種油類，而美國食品藥物管理局也批准此類油品上市。

我不食用內含未註明蔬菜油類的製品，因爲它們可能是芥荣籽油、棕櫚油或椰子油。另外，我也不碰所有的人造奶油，包括那些宣稱含有大量多元不飽和脂肪的，因爲那些是經過氫化的製品。這個過

程可能會產生「反式脂肪」，有些專家認為這個對健康不利，而且可能與乳癌有關。西方的飲食通常含有大量的反式脂肪酸，主要是來自氫化的脂肪，實驗證實，這種脂肪會使必需脂肪酸的代謝變弱。反式脂肪酸的結構和特性有些類似飽和脂肪酸，所以，世界衛生組織建議要減少氫化反式脂肪的使用量。

你不可不知的油──改變油脂攝取的十種方法

如果過去你習慣……	現在做法可改為……
土司抹上一層厚厚的奶油，再抹上一層厚花生醬	不要抹奶油
土司抹上一層厚厚的奶油或人造奶油	淋上幾滴有機冷壓初榨橄欖油在土司上，風味絕佳呢！
購買芥菜籽油或沒有標示清楚的「蔬菜」油	購買冷壓初榨橄欖油、胡桃油、芝麻油或葵花油
每週都吃乳酪火鍋	改為清蒸蔬菜沾各種泰式、日式和中式醬料
午餐吃乳酪酸黃瓜三明治	改吃蔬果沙拉配清淡的沾醬
購買零食前不看食品成分	購買前仔細閱讀成分內容
看影集一定要吃爆米花	你仍然可以吃爆米花，不過用熱氣爆米花機，然後灑上一點鹽或你喜愛的香料
經常外帶大份乳酪的比薩	改點不含乳酪的蔬菜、蘑菇、大蒜、橄欖油等比薩薄餅
用餐時點烤馬鈴薯加奶油、墨西哥辣牛肉醬和起士醬	改點烤馬鈴薯加烤豆類或鷹嘴豆芝麻沙拉醬，外加生菜沙拉
熱愛甜點搭配大量鮮奶油	鮮奶油可用橘子醬代替，或者沾一點有機楓糖漿

食物要素五：調味料和香料

　　健康的食物不一定是平淡無味。天然的食物本身就含有鈉，所以我們不需要加任何的添加物。一些研究人員表示，過度使用鹽和鈉可能會導致癌症，包括鼻咽癌。

　　學習改變口味很容易，而且你會發現，不加鹽的食物味道更美味。東方人在烹調上使用大量的醬油，雖然，我並不認爲這在對抗乳癌上有造成任何重大的打擊，但是，爲了健康，我仍建議減少鹽和精製糖的攝取量。

　　我在花園裡會種一些新鮮的香草，例如荷蘭芹、百里香、青蔥、馬鬱蘭、迷迭香和薄荷，也常在超市購買其他類的香草。因爲香草有益健康，而且又能增添食物的風味。不同於喜愛用辛香料的中國人（特別是四川和湖南省），我沒有使用辛香料的習慣，生病那段時期也是。韓國和泰國的食物也使用大量的辛香料，因此他們的乳癌和前列腺癌發病率都很低。

　　另外，我會用醋（酒醋或蘋果醋）加有機橄欖油來做沙拉的醬汁，我不再使用市面上的蛋黃醬、沙拉奶油醬，或其他黏稠的醬汁。

　　用粗糖或糖蜜調味不錯，除此之外，我也會使用蜂蜜。精製糖充其量只是虛熱量，沒有任何的營養。

　　以下是運用香料來增添菜餚美味的方法：

辛辣香料粉

份量2—3大匙，大約為一份菜餚的用量
料理約5分鐘

··

　　口味可視個人喜好調整，可使用缽、杵或手動研磨機或電動研磨機，例如咖啡研磨機來研磨香料。為了保有最佳的風味與香味，最好是在需要時才研磨，並且將研磨好的香料儲存在密封的罐子裡，放在陰暗的地方保存。

材料

2小匙新鮮磨碎的香菜

1小匙新鮮磨碎的黑胡椒

1小匙新鮮磨碎的小茴香

½小匙新鮮壓碎的小豆蔻

½小匙新鮮磨碎的丁香

½小匙新鮮磨碎的肉桂

作法

可分別將各種香料一一磨碎，然後再混合。

中辣的新鮮混合香料

份量3—4大匙，大約為一份菜餚的用量
料理約10分鐘

這個香料可以用在湯類、燉菜類和其他菜餚，口味可以視個人喜好調整，份量大約為一份菜餚。

材料

1大匙香菜籽

3瓣大蒜，磨碎

2小匙生薑，磨碎

1小匙新鮮磨碎黑胡椒

1小匙新鮮香菜

½小匙鹽

¼小匙五香粉

作法

將所有材料放入砵中，用杵磨碎，直到香菜料被壓碎後，倒出來放入碟子裡即可為食物增添美味。

香料與香草混合調味料

份量450公克
四人份
料理約15分鐘

....

　　這種香料味道更濃郁，可以單獨使用，或者搭配以上的香料，口味可以視個人喜好調整。

材料

5根蔥，切碎

3瓣大蒜，切碎

1大匙生薑，切碎

1—2根新鮮辣椒，切碎

2大匙新鮮羅勒

1小匙新鮮磨碎小豆蔻

1小匙新鮮磨碎黑胡椒

¼小匙磨碎肉豆蔻

作法

將所有的材料混合即可為食物增添美味。

令人振奮的香料——刺激味蕾的方法

如果過去你習慣……	現在做法可改為……
每種食物都要加鹽	別再使用鹽了，嘗試使用醬油或芝麻鹽
土司塗抹酵母萃取物	以上主意不錯，改天不妨試試味噌，換個營養又不同的口味
水煮胡蘿蔔配奶油	清蒸胡蘿蔔，然後再與大蒜末或生薑末略炒一下即可食用
以為黑胡椒是唯一的香料	桌上擺出各式各樣的香料，包括黑胡椒、辣椒粉、辣醬料等。你可以到當地的超市走走，探訪香料的世界
任何生菜沙拉都是搭配市售的沙拉醬	你可以混合橄欖油加香草、蘋果醋、新鮮大蒜末和一點黃芥末做沙拉醬。或者滴幾滴新鮮檸檬汁與芝麻油或胡桃油在沙拉上，然後再滴幾滴辣醬料在最上層
以為甘藍菜和馬鈴薯只是用來吸收醬汁	將這兩種蔬菜清蒸後，加入香菜和大蒜末略微拌炒，最後灑上黑胡椒即可食用
每一種湯都要加入大量的牛肉高湯和大量的味精提味	你可以用大量的蔬菜來做高湯，其中包括海帶、昆布，它們可熬煮出鮮甜的高湯
以為所有的醋都是白色的	購買優質的蘋果醋和有機香料，再將它們混合放入漂亮的瓶中。你可以嘗試龍蒿、迷迭香、羅勒或大蒜。此外，也可以嘗試用各種的水果醋加香料，做成沙拉的醬汁

食物要素六：穀物食品和點心

享受美食是人生一大樂趣，「草本飲食方案」可不是那種虐待自己的苦行方案！偶爾我也會買水果雪酪、大豆冰淇淋以及有機無奶黑巧克力來犒賞自己（現在我的癌症已經消失）。此外，有時候我也會吃一些不含乳製品的外帶濃湯，然而我絕對不會買裝在塑膠容器裡的熱湯。

我最喜歡的點心為炸魚和馬鈴薯片，在癌症痊癒後，我每一個星期至少會吃一次。只是現在我會拿掉所有的奶油麵糊。若我是在家附近購買這些點心，店家還會貼心地為我特製不含牛奶的麵糊。最近，當我走在薩里的街上時，被兩則速食店的廣告打動，分別為「絕妙的美國體驗」（牛肉漢堡和白麵包）與「絕妙的英國體驗」（炸魚和馬鈴薯片）。我如果要吃速食，基於健康和口味的理由，一定會選擇英國版。

我大量吃各種不同的乾果。梅乾含有抗癌化學物質，無花果則是優質的鈣來源。另外，種籽類如南瓜、芝麻和葵花籽是美味又營養的點心。傳統的中國人會給小孩子這些種籽類或乾果做為點心，以取代西方人的糖果、餅乾和蛋糕。最近一份調查顯示，這樣的作法反映出大多數中國人的牙齒狀況都保持良好。

許多替代療法的醫師認為小麥對人體不好，除非有麩質不耐症否則我很難理解，為何小麥或其他麩質的穀類如大麥或黑麥會對人體健康不利呢？在發展中的國家，多數人的主食來源為穀物，但是他們的「富貴病」發病率一直以來都很低，其中包括癌症。經常有人提出食

用小麥不好，因爲它的消耗量和定居農耕有關，不過，其他如大麥、燕麥、玉米和水稻也是大約在同一個時間從野生穀類中培植出來的，而且已被農民耕種數千年之久。然而，需要大量人力的，不同於現在的資本密集型，採用投資大量的設備來耕種，當時耕種是以勞動密集型爲主。此外，目前多數的小麥都是經過加工處理才食用，而水稻則仍爲維持傳統的吃法。也許考古學家認爲疾病之所以增加是和一開始的定居農耕有關，但其實很可能另有其他因素，包括攝取牛奶、過度開發與土地退化等問題。我個人並不相信小麥本身會致癌，不容忽視的是，某些證據指出，噴灑小麥的除草劑可能會致癌。小麥它原本是一種優質、富有營養的食物，但在經過農業工業化和食品生產的改良下，卻成了許多替代療法醫師提醒我們最好不要吃的食物。

小麥現在主要是盡可能在類似草原的條件下，沒有其他樹籬障礙物和多樣性的生物，以單種栽培法生產，以便在種植和收割以及噴灑農藥過程中，可以高度機械化作業，這種農業工業化的土壤最後會變得貧瘠。而且由於缺乏動物性雜肥，所以會耗盡必要的營養素，因此，這部分就會用無機肥料來取代。來自加工小麥的白麵粉做成的麵包和許多市面上的糕點，都已失去小麥原有的蛋白質、維生素和礦物質。爲了補償這一點，人們就開始添加一些無機的養分，例如以牛奶做爲鈣、鐵和維生素的來源。不過，儘管加了這些維生素，這些加工過的麵粉仍然失去了大量的維生素B_6、維生素B_5和鉬的生物活性；還有幾乎所有的維生素E、鈷和鋅含量，以及大部分的鉻和一些硒的含量。更糟的是，有些還加了漂白劑和「改良劑」，例如溴酸鉀，而其中有些是具有毒性。當我在購買麵包時，我一定會仔細檢查成分清

單，並且確保不含任何化學添加劑。如果我有時間，我會買新鮮的有機小麥或其他穀物，然後用麵包機自製麵包，只可惜，現在我的生活實在是太忙碌了！

　　爲了避免和小麥有關的任何潛在問題，我只購買用細磨麵粉做成的有機全麥棕色麵包。我也吃多種有機生長的穀物，包括麥片粥和燕麥餅、有機糙米和全麥有機棕色麵條，這些製品全都可以在健康食品店或超市買到。此外，穀物的纖維質有助於消化，根據一些替代療法的健康專家表示，它可以幫助過多的雌激素排出人體外。然而，許多高纖維飲食，特別是來自穀物，內含有大量名爲「植酸」的物質，這種物質在消化道會與鋅結合，反而使鋅無法被人體所吸收。有趣的是，有實驗顯示，亞麻籽中的纖維質並不會與鋅結合。

縱情無罪——健康地享受點心和甜食

如果過去你習慣……	現在做法可改為……
看書時總要來上一大包薯片	各抓一把芝麻、葵花籽和南瓜籽放在碗裡，讓你在閱讀同時也能補充營養
家裡到處都有一大堆的甜食	混合各種乾果自製個人的甜食，例如無花果、海棗、杏桃、芒果、葡萄乾等，將它們放在小碗或容器中，置於隨手可得之處，如車上、桌上或電話旁等

以甜食配鮮奶油來犒賞自己	將綠蘋果去除籽後，填入葡萄乾、切碎的香蕉、肉桂和一點楓糖漿，放入烤箱烘烤大約15分鐘，之後搭配大豆冰淇淋或大豆奶油即可食用
以甜食來犒賞自己，但不加鮮奶油	將柳橙對切，用葡萄柚刀將每小片的邊緣切開，灑上一點肉荳蔻和丁香及幾滴楓糖漿，之後放入烤箱烘烤15分鐘即可食用
一邊做事，一邊吃零食	買米糕和燕麥餅，擺在盤子上，並在旁邊放些鷹嘴豆芝麻沙拉醬、芝麻醬或自製的莎莎醬
一天至少吃兩次甜食	將各種乾果切碎用礦泉水浸泡至隔夜。當你想要吃甜食的癮頭來襲時，你可以來上一小碗，並且搭配碎南瓜籽一起食用
一天至少要吃一次甜食	以熱馬鈴薯配鷹嘴豆芝麻沙拉醬來抵抗吃甜食的慾望，有時候豆類沙拉也會有效
享用冰淇淋和巧克力大餐	用大豆冰淇淋和黑巧克力取代
每天吃一包餅乾	用燕麥餅塗抹果醬製成三明治或夾心脆餅，營養又美味
不知不覺將土司或麵包吃光	購買以有機麵粉製作的全麥土司並慎選抹醬，芝麻醬、大麥味噌、香蕉泥或橄欖油都是絕佳的選擇

食物要素七：飲品

之前曾經提及，我會喝來自有機農產品的新鮮蔬果汁。然而飲料方面最終仍逃不過最大的問題——飲水來源。過去在人口尚未達到現在的密度時，尤其是各大城市，以及人類尚未使用大量的水在洗衣、洗車、發電和工業方面時，大多數的人都是飲用井水、泉水或河水。不幸的是，現在的供應水都是經過處理或者是污水廠回收後再利用的水。事實上，英國人常開玩笑說，倫敦東區人喝的水，其實早在之前，就有十個人喝過相同的水了！在水質的處理過程中，水會通過一層層非常精密的過濾設備，以去除微粒、微生物和化學物質，並且會混合其他的水來稀釋水中的有害化學物質，使其濃度低於法定要求，最後再添加氯目的在於殺死微生物。

基於這些原因，我不生飲來自水龍頭的水，但我也不建議飲用礦泉水，尤其是裝在塑膠容器裡的水。我會將水龍頭的水用活性炭過濾至玻璃壺裡，我發現，要買一個全玻璃製的過濾器幾乎不太可能，不過，那些過濾器的塑膠容器很硬，在徹底清洗過後，它們似乎不會像那些軟質的塑膠瓶一樣會釋放出磷苯二甲酸鹽至水中。在過濾後，我一定會將水煮沸，以去除或進一步減少有害的化學物質，並且消除水質處理過程中無法去除的細菌。

我不喝咖啡，但我喝大量的中國綠茶不加牛奶。實驗證實，綠茶萃取物具有預防癌症的功效，而且最近研究顯示，紅茶也有同樣的效果。綠茶中的抗癌物質為一種名為兒茶素的聚酚，其中包括表沒食子兒茶素-3-沒食子酸鹽，這是一種存在於綠茶中的抗氧化劑。專家認

為，綠茶之所以以抗腫瘤活性聞名，是因為它可以抑制人體一種名為尿激酶的酵素過度活化。

我也會喝花草茶，大多是薄荷或洋甘菊加蜂蜜。此外，我喝水果茶時會慎選，因為有些水果茶太酸了，我個人的情況是，如果喝太多會引起膀胱炎。另外，我會避免那些含有化學香料的水果茶。

飲酒過量一直以來被認為是罹患乳癌的危險因素之一，美國哈佛大學公共衛生學院最近的研究表示，婦女飲酒量愈多，其罹患乳癌的機率就愈大，每日啜飲三杯或相當於30公克酒量的婦女，其罹患乳癌的機率會提高40％。這個研究是以美國、加拿大、荷蘭和瑞典等一些乳癌罹患率高的國家為主。當然，酒精會影響肝功能，同時也會增加體內雌激素和第一型類胰島素生長因子的活動力。在罹患癌症之前，我很少喝酒；在治療癌症期間，我更是滴酒不沾。現在，我會小酌，不過僅限於啤酒，以攝取豐富的營養素，特別是重要的維生素B群，而其中的麥芽和啤酒花更能撫慰我的心靈，讓我一夜好眠。另外，我不喝葡萄酒，對我而言葡萄酒太酸了，很可能會引發我的膀胱炎或關節問題。如果你一定要喝葡萄酒，請選擇有機生產的葡萄酒。大多數的葡萄酒地區，至少都會生產一種有機的葡萄酒。

當我罹患癌症時，我不喝紅茶、酒精飲料和咖啡。我在接受治療期間，從飲食中刪除這些食物其中的一個好處是：我比較不會感到焦慮和沮喪。不像我的某些病友總覺得事事不順遂，需要舒解內心的悲傷，有些人更是會明顯地感到沮喪。

解渴之道──十種讓你愉悅的飲料

如果過去你習慣……	現在做法可改為……
每天早晨先喝一杯黑咖啡	以熱Yannoh來取代，這是一種穀物「咖啡」，你可以嘗試搭配二至三個莢荳蔻和一些丁香
一整天都喝濃茶加牛奶	如果你一定要喝帶有奶香的茶，可以試試Roibush茶，各大健康食品店皆有販售。它的味道濃郁，不含咖啡因，搭配豆漿味道更好
喝紅茶加檸檬片	這個不錯，不過你可以嘗試綠茶或口味重一點的花草茶，例如蕁麻葉或蒲公英
星巴克的熱巧克力	改點豆漿熱巧克力。如果你在家自製熱巧克力，你可以試者用角豆樹來取代，它的味道很近似巧克力，營養且不含咖啡因
一整天狂飲可樂	到健康食品商店購買墨西哥菝葜（沙士）萃取液，然後稀釋至含有氣泡的礦泉水裡
一整天狂飲汽水或果汁	將天然水果或花草萃取液如接骨木花加入氣泡礦泉水（如果你正罹患乳癌，那麼請準備新鮮的蔬果汁）
偶爾享用一大杯冰咖啡	泡一杯Yannoh（一種替代咖啡的飲品）加荳蔻放涼，然後加入豆漿一起飲用
酒精攝取量超出一般建議量的兩倍	改喝啤酒

從果汁店購買蔬果汁	採用有機的蔬果，用果汁機自製新鮮蔬果汁
以為胡蘿蔔汁是治療曬傷時才喝	自製有機胡蘿蔔汁，以蘿蔔汁和豆漿各約125ml均勻攪拌後飲用

食物要素八：甜味劑

　　粗糖、糖蜜、野生蜂蜜或楓糖漿可用來增添食物的甜味，但切記不要使用精製糖或人工合成甜味劑。精製白糖只是空有熱量沒有營養，我從不使用。有一種名為甜菊的天然草本植物成分，幾世紀以來，巴拉圭人都用來作為甜味劑與調味料，這種甜味劑適用於糖尿病患者，在大多數的健康食品商店都可以買到。

　　我會避免一些含有人工甜味劑如阿斯巴甜、甜蜜素、糖精或精製糖的製品。我之所以這麼做是因為實驗證實，有些人工甜味劑會導致某些疾病。許多軟性飲料、非處方和處方藥物、維生素和中藥補品、優格、糖果、加工處理過的穀物麥片、無糖口香糖、甜點、熟食、奶昔、即溶茶和咖啡都含有人工甜味劑。所以，購買之前一定要仔細地閱讀食品上的標籤說明。

食物要素九：酸鹼值平衡

　　飲食會影響我們體內血液的酸鹼值，進而影響我們身體的運作功能。專家認為酸性體質較容易引發癌症，攝取太多的蛋白質，特別是

動物性蛋白質，體質容易偏酸。有趣的是，硬乳酪是西方飲食中最容易使身體呈酸性的食物，若以等量的重量來計算，乳酪讓身體呈酸性的程度是烤牛肉的三倍之多。

如果身體健康，你的飲食最好保持60%鹼性食物，40%酸性食物。如果患有疾病，就要將鹼性的食物量提高至80%左右。不過，你要留意，關於哪些食物會在體內產生酸性與鹼性，常有謬誤訊息，所以，一定要查看可靠的科學研究文獻。

食物要素十：與家人朋友共餐

當沒有人可以分擔我們的憂慮時，沉悶和孤單可能會使問題變得更糟。購買加工的便利食品和獨自一人吃飯對健康無益。人類是群居的動物，一同狩獵、採集、料理食物與共同進食，所以與他人共同準備和食用健康營養的食物，有助於改善飲食習慣、心情以及食慾。因此，可以視你個人的情況而定，學習做一些簡單有益健康的菜餚，並且最好是與家人朋友共同準備與用餐。簡單的蔬菜湯、沙拉和烤馬鈴薯，這些都可以提供優質的營養素，取代果醬三明治、漢堡、比薩餅和其他加工的食品。

草本飲食方案概要

我不吃的食物和飲品

- 乳製品：不管是有機、全脂、脫脂或半脫脂，或者任何種類的乳源（綿羊、山羊或乳牛類）。
- 乳酪：包含所謂的素食乳酪和茅屋乳酪。
- 優酪乳：我會在健康食品商店購買嗜乳酸桿菌膠囊，然後將膠囊中的粉末倒入豆漿、米漿、燕麥奶或果汁中飲用。
- 鮮奶油。
- 軟質酸酪。
- 奶油。
- 任何含有以上乳製品或乳清蛋白、乳糖、乳固體、乳脂肪或酪蛋白的食物。
- 人造奶油（瑪琪琳）。
- 牛肉及豬肉。另外，我會避免食用加工過的肉類，因爲現在我會聽從家母的諫言，絕不食用無法辨識出內容物的食物。
- 經過高壓或高溫生產的精製加工油類，包括標示不清的蔬菜油，其中可能內含大豆或玉米油、菜籽或油菜籽油。
- 鹽、精製白麵粉或米類、其他精製食品，包含糖精、白砂糖或含有這些物質的食品，例如白麵包、白麵條，因爲其成分已被改變，且纖維質和營養素已變得很少。
- 封裝或罐裝的加工食品，包括餅乾、蛋糕、糖果、碳水化合物、薯片、湯類、加鹽的堅果類。加工肉製品，例如火腿或鹹牛肉、

瓶裝或市售的醬菜。以及罐裝或瓶裝的果汁、含有人工添加物或色素的果汁。

- 葡萄酒、汽水、含有色素或人工添加物的飲料。
- 任何裝在塑膠袋或軟質塑膠瓶內的食物。
- 含有增加食物濃稠或避免食物分開的樹膠、澱粉或乳化劑，以及含有人工香料、甜味劑或色素的食物。
- 人造維生素或礦物質補充品。

每日的食物和飲品

以下食物可當作預防癌症或痊癒後的飲食，可是當我罹患癌症時，我並不碰這類食物。

- 有機飼養的雞肉或火雞肉，最好是選擇腿肉。
- 有機飼養的鴨肉。
- 有機飼養的兔肉。
- 有機飼養的羔羊肉。
- 野生鹿肉或其他野味。
- 來自水源未被污染的魚類或貝類，包括鮪魚、黑鱸鯖魚、鯡魚、沙丁魚或野生鮭魚。
- 餵食穀物的有機雞蛋。
- 啤酒或蘋果酒。

偶爾吃的食物

每星期吃一次，不過當我罹患癌症時並不碰這類的食物。

- 水果雪酪。
- 大豆冰淇淋。
- 有機無奶黑巧克力。
- 炸魚（去除麵糊）和薯條。
- 有機培根。
- 花草水果茶（天然，不含人工添加物）。
- 外食，我會選擇正統的泰國、韓國、日本和中國餐館。另外，我也會去全素的餐館。

我會大量攝取的食物和飲品

- 水果和乾果（盡可能選擇有機）。
- 清蒸蔬菜（盡可能選擇有機）。
- 生菜沙拉，包括豆芽類和苜蓿芽。
- 大蒜。
- 新鮮的蔬菜和果汁。
- 穀類，包括有機未精製的小麥、燕麥、大麥、米和麵包、麵條和其他等製品。
- 用酒醋或甜醋、大蒜、香草類如薄荷、鼠尾草、百里香、香菜、牛膝草和奧勒岡調味。我也會用黑胡椒、辣椒、檸檬草和其他香料來做東方料理，我特別推薦泰式香料──根據紀錄顯示，泰國人的乳癌和前列腺癌死亡率最低。
- 堅果類和種籽類，包括亞麻仁籽、葵花籽、南瓜籽、芝麻和芝麻

抹醬類。

- 大豆，包括豆漿、豆腐、天貝、味噌和有機大豆製品，另外加豆類，如豌豆。

- 鷹嘴豆芝麻沙拉醬和魚子醬。

- 綠茶。

- 薄荷、洋甘菊和蕁麻花草茶。

- 橄欖油和其他冷壓油類，如胡桃、南瓜籽油或芝麻油。

- 有機酒醋或蘋果醋。

chapter **5 重點摘錄**

- 世界衛生組織、聯合國糧食及農業組織、美國國家癌症研究所和醫師醫藥責任委員會等組織都一致認為，40%的癌症是可以透過飲食來預防。

- 有愈來愈多的證據顯示，改變飲食習慣有助於治療癌症，例如遵循草本飲食方案。不過，飲食療法只適用於輔助治療，無法取代正統的醫學治療。

- 蔬菜和水果可以帶給我們能量與多種營養素，包括膳食纖維、維生素、礦物質、活性酶和各種植物化學物質，其中有些植化素具有抗氧化劑的作用，有助於降低罹癌的風險。相反的，肉類食物缺乏纖維，而且含有飽和脂肪、膽固醇和動物蛋白，同時還含有激素如雌

激素及生長因子，這些物質都會提高罹患癌症的風險。主流科學家們都一致認為水果和蔬菜有益身體健康。

- 草本飲食方案是基於同行審議的科學文獻為基礎，並且遵循國際知名科學家團隊的飲食大原則。這種飲食法已被證實不僅可以預防乳癌和卵巢癌，同時還可以預防其他癌症，例如大腸癌、胰臟癌以及其他許多的疾病。

- 許多抗癌的飲食法是基於「垃圾科學」，建議人們不要攝取水果和蔬菜，例如馬鈴薯和番茄。這些飲食法完全忽視同行審議的科學文獻，並且轉移真正食物元兇的焦點。

- 要降低罹患乳癌和卵巢癌風險的第一件也是最重要的事情，就是刪除飲食中所有的乳製品。你可以用大豆、燕麥、米食或其他蔬菜來取代乳製品，重點是擺脫乳製品。

- 忘掉反大豆的宣導吧！基本上這類的研究並沒有良好的科學基礎，經實驗證實，酪蛋白會促進癌症生長，而大豆蛋白則沒有這種效果。牛奶含有危險的生長因子和動物激素，例如雌激素，而大豆就如同其他的豆類一樣，含有保護人體作用的植物雌激素。

- 有些男性擔心攝取來自大豆中的植物雌激素會使他們變得女性化。就我在中國和其他東方國家從事研究的經驗中，我並沒有看到一個長出胸部的男性，反倒是在英國或美國常看到這樣的情況。看起來，似乎男性的胸部和攝取來自動物製品的雌激素，或接觸來自環境中的仿雌激素有關，而不是食用大豆的問題。

- 按照一般方法生產的食品，其中的農藥殘留物不斷地增加中，因此食用有機食品對人體有益。不過，有機食物需要遵照相關組織如土

壞協會所制定的一套監督標準來生產。

- 據估計，我們每日攝取的卡路里中只需要5%—6%的蛋白質，最多大約也只需要10%—11%即可。其中蛋白質的來源最好是以蔬菜爲主，而肉類蛋白質則以少量爲輔。然而，典型的西方飲食含有太多的動物蛋白，大部分是肉類或乳酪的形式爲主。多吃有機全穀物食品和其他種籽類、豆類及堅果類，可以取代乳製品和過多動物蛋白的來源。

- 攝取過多的動物脂肪會增加罹患乳癌和卵巢癌的風險，不妨選用植物油代替。冷壓初榨橄欖油很適合做沙拉醬汁，而初榨橄欖油則適合用來烹調。

- 用香草和香料來增添食物的風味，更藉此減少鹽的使用量。

- 用粗糖、糖蜜、野生蜂蜜或楓糖漿來增添食物的甜味，不要使用精製糖或人工甜味劑。

- 多多飲用有機的新鮮蔬果汁、大量的綠茶和過濾過煮開的白開水。

- 食物會影響我們體內酸鹼值的平衡，進而影響我們身體的運作功能。專家認爲酸性體質較容易引發癌症，如果我們吃太多的蛋白質，特別是動物性蛋白質，體質就會偏酸性。那些食物會在體內產生酸鹼值的報導有許多錯誤，所以請參考基於健全科學研究的可靠資料。

- 購買加工便利食品和獨自一人飲食對健康無益。人類是群居的動物，所以與他人共同準備和食用健康營養的食物有助於改善飲食習慣，並且能提升健康與心情。

CHAPTER 6

草本飲食法之生活方式

除了飲食之外，還有一些很重要的事情。你也可以
藉由改變某些重要的事情，降低罹患乳癌和前列腺
癌的風險。在這一章中，我將解釋為何你一定要改
變生活型態的原因，以及如何才能有效成功地達成
方法，其中包括了從處理壓力到避免環境中有害化
學物質的因應之道。

　　除了飲食之外，我們還可以藉由改變生活方式降低罹患乳癌的風險。這個範圍從我們購買和儲存食物的方式到我們如何面對壓力。以下為五大生活方式的要素。

生活方式一：維生素和礦物質營養補充品

　　在一般的情況下，我比較喜歡吃全食物。因為，正如之前所述，問題往往出在我們試圖將食物中的成分分離出來。此外，維生素與礦物質補充品大多是合成的化學物質，而攝取單一或多種人工合成補充品過量，會造成飲食中缺乏其他的營養素。例如，攝取微量的鉬元素會抑制銅的攝取量。我們的身體知道如何處理來自天然食物的營養素，然而，對於人工合成化學營養補充品則可能攝取過量或過少。因此，除了在做化療的六個月中，我曾攝取硒、維生素A、C和E的綜合錠之外，此後，我在飲食中不攝取人工合成的維生素或礦物質。

　　英國的飲食方式，往往使人們的硒攝取量處在不足的邊緣。然而，硒對免疫系統的功能很重要，它同時也是一種抗氧化劑，雖然人體只需要微量的硒，但它卻是絕對必需的營養素。在美國，國家研究委員會建議，成人每日硒的攝取量為50—200微克，加州大學硒與癌症權威傑哈德・施豪澤（Gerhard Schrauzer）博士指出，每日攝取250—300微克的硒可以預防多種癌症，但大多數的人每日只攝取100微克的硒。過高劑量的硒可能使人體中毒，雖然目前沒有明確的劑量指出多少會對人體造成副作用，但研究人員發現，每日攝取900微克的硒會導致頭髮和指甲剝落，並且很可能對中樞神經造成影響。

硒與維生素E搭配效果最好，因為都是屬於抗氧化劑，它們可以提高免疫系統的反應，有助身體排毒並且預防自由基的形成。土壤中本來就含有硒，而食物中硒的含量則與其生長的土地硒含量有關。一份關於硒對健康影響的研究，其中研究人員對全美硒的分布圖做出比較，並且詳細記載美國各地癌症的發生率。結果發現，癌症發生率高的地區，其土壤中的硒含量相對的比較低。例如，俄亥俄州的癌症發生率最高，其土壤硒的含量相對的也最低；南達科他州土壤的硒含量最高，其癌症的發生率也最低。

　　芬蘭坦布林大學進行一項研究，研究過程中他們抽取27,172位芬蘭人的血液，然後將血液冷凍。十一年後，其中有143人罹患肺癌，研究人員發現，罹患肺癌的人血液中的硒含量比那些沒有罹患肺癌的人少。總括來說，血液中硒含量最低的人，罹患肺癌的機率是那些硒含量最高的人的3.3倍。研究人員指出，他們的研究結果「和其他相關的肺癌研究吻合——硒含量過低是罹患肺癌一個極危險的因子」。

　　在西德，波恩大學的一項研究顯示，硒可以預防紫外線輻射的傷害。研究人員針對101位惡性黑色素瘤患者血液中的硒含量與健康對照組的人做比較，結果發現，皮膚癌患者體內的硒含量明顯的偏低。研究人員因此做出結論表示，「早在皮膚癌發病之前，患者的硒含量可能就已經偏低，而且甚至很有可能助長了疾病的發生。」

　　農業工業化和食品製造業也會導致人體維生素和礦物質缺乏。此外，肥胖也會造成相同的問題。我沒有超重，我的飲食多數是多樣化有機生產的食物。如果我覺得自己需要額外的維生素和礦物質，我會自製新鮮有機的果汁，以減少毒性產生或不平衡的可能性。除此

之外，我確實有服用海藻錠，以避免體內的碘不足；我也攝取啤酒酵母，因為這是許多微量元素一個很好的來源，其中包括鐵、鋅、硒、鉻和維生素B群；而維生素B群是人體自行合成輔酶Q10所需的一種很重要的化合物。實驗證實，輔酶Q10對所有細胞功能的運作極為重要，而且證據顯示，補充輔酶Q10有助於預防乳癌。輔酶Q10也是一種抗氧化劑和自由基清除劑，如果給予身體足夠的營養，特別是富含維生素B群和礦物質的啤酒酵母，人體就可以自行合成足夠的輔酶Q10。另外，大豆也含有輔酶Q10。

西伯利亞人參或純種人參都有助於免疫系統和恢復體力，包括與癌症治療有關的身體虛弱等症狀，如放射線治療。我只使用整株人參或人參片，而不是茶或其萃取物。之前我偶爾會使用它們，尤其是在我放療快結束的那一段時期。

我服用的營養補充品

啤酒酵母粉（每天六片）、紅花苜蓿（每天一小匙）、冰島海藻錠（每天六片），這些都是天然的補充品而不是合成的物質。此外，當我癌症尚未痊癒時，我每天會攝取硒加維生素A、C和E的綜合錠。

生活方式二：食品包裝

食品的包裝很重要。英國環境與健康協會的最近一份報告指出，一種名為磷苯二甲酸鹽類的仿女性荷爾蒙雌激素，已經嚴重地破壞動物的繁殖力。科學實驗證實，某些磷苯二甲酸鹽可能會導致先天性缺

陷、癌症、睪丸萎縮和不育。該研究報告指出，磷苯二甲酸鹽最主要的來源可能是軟質塑膠，例如那些與食物接觸的塑膠袋。這些來自塑膠的化學物質滲透入食物，隨後會累積在我們體內的脂肪中。因此，購買食物時，最好儘量將食物裝在老式的牛皮紙袋中，如果能隨身攜帶更好。我的一位朋友會在超市就將所有裝食物的塑膠袋扔掉，我想，我永遠都不可能做到那麼徹底。如果你覺得買菜時很難不先用塑膠袋將食物裝起來，那麼就要盡可能地將食物清洗乾淨，或者去除蔬果的外皮。很不幸的是，這類的化學物質為脂溶性，因此最好是能免則免，因為它們很難經由洗滌而去除。

生活方式三：烹調

　　無論你是熱愛或痛恨，烹調絕對是飲食和生活方式很重要的一部分，在色香味俱全下，烹調對食物具有加分或潛在的破壞力。例如，它可以改變澱粉、蛋白質和一些維生素的形式，使人體更容易吸收，同時讓食物中的營養素釋放出來。有些食物一定要經過烹調，才能破壞其中的有毒物質，例如肉類。相反的，烹調也可能會破壞食物中原本的營養素，但只要採取有效的烹調方法，就能減少營養的流失。

　　我會用不鏽鋼鍋或竹蒸籠清蒸蔬菜，或者將蔬菜徹底洗淨後用沸水川燙微拌炒，此外，我只使用有機初榨橄欖油來軟化或拌炒蔬菜。水果和蔬菜盡可能生吃，以保持內含的維生素和酶的完整。最近研究顯示，烹調會破壞花椰菜內含的抗癌化學物質。還有，我只吃慢火燉

煮的肉類或略為燒烤的魚類，不加任何油脂或鹽，只採用香草或大蒜來調味，偶爾以黑胡椒或其他香料來增添風味。由於我沒有微波爐，所以我也很少食用微波爐料理或加熱的食物。

微波食物和一般的加熱方式不同，它是利用振動食物中的水分子來加熱食物，這種方法會產生自由基，而且我質疑微波料理無法像一般的烹調方式一樣，可以破壞食物中那麼多「不好的」化學物質。除此之外，我也不喜歡微波食物的口感，它們的口味完全比不上傳統的烹調方法。以下是烹調的一些基本準則：

- 烹調油脂時不要用太高的溫度以免冒煙，因為過熱會破壞必需脂肪酸中的亞麻油酸。

- 油脂用過一次後就應該倒掉，不要重複使用，因為內含的亞麻油酸和維生素A及C已經流失；它們可能已經氧化和變質，因此很可能致癌。

- 如果你用沸水川燙食物，時間要愈短愈好，並且將川燙過的水保留做為蔬菜高湯。蔬菜中的水溶性維生素和礦物質會留在高湯中，這也是為何蔬菜湯很營養的原因。

- 即使食譜上建議你烹調時加小蘇打，但請你千萬別這麼做。因為小蘇打會破壞維生素B。

- 準備食材後立即烹調，因為一旦蔬菜的細胞受到損害時，其內含的維生素C就會被破壞。基於相同的理由，蔬菜也不要切得太小或太碎，另外，將表皮刷洗乾淨比將削去表皮來得更好。

- 一旦食材準備好就立即用滾燙的水川燙。

- 使用附有緊密鍋蓋的平底鍋，避免使用銅鍋，因為這會促使氧化

和維生素C流失。清蒸食物時，我使用的是不鏽鋼平底鍋和竹製蒸籠。

- 一旦食物料理好後馬上食用。繼續保溫只會使營養素進一步流失，這也是爲何經常外食容易營養不均衡而造成健康上的問題。

生活方式四：調適壓力

正面思考可以治療癌症的這項主張，對我而言似乎完全沒有根據。我當然不相信單靠正面思考就可以使我的乳癌痊癒。正面思考的問題在於若病情沒有好轉，患者往往就會覺得自己努力還不夠而深感內疚。有時候，患者的朋友會強化這個理念，而使他們相信自己之所以仍然抱病在身是因爲他們還不夠正面積極。

然而，所有的對照研究都指出這個理論不正確，而且對患者毫無助益，只會再一次加深患者的內疚感。正如之前提及，乳癌的問題是出在化學物質和西方根深蒂固的飲食方式。張戎的著作《鴻》（*Wild Swans*）是一個很好的例子，書中道出中國婦女雖然過去承受的極大壓力，但是，直到她們將飲食習慣改變成西方的飲食之前，她們的乳癌發生率都很低。

壓力一直被視爲罹患乳癌一個重大的因子，所以許多人爲此感到憂心，這反倒形成了一種惡性循環。當我罹患癌症的那一段期間，我發現只要一有壓力，我就會變得很緊張，我害怕壓力會使我的癌症復發，在如此的擔憂害怕之下，反而使我的壓力增加。過去七年裡，我在家庭和工作中遇到極大的壓力，但癌症卻沒有復發，因爲根本的問

題是在於食物和環境中的有害化學物質，進而造成身體上的疾病。現在，我的飲食和生活方式得宜，所以，我可以輕鬆地面對壓力。

然而，為了健康著想，減輕壓力是對身體有益的，而且科學證據指出，壓力會影響生理，所以減輕或消除壓力來源都是值得一試的好方法。壓力會導致的化學變化和影響，可能需要一本書才能詳盡說明。當面臨壓力時，我們的備戰或逃跑機制會啟動，這時腎上腺就會分泌激素，進而促使血糖升高、心跳加快和消化功能變慢，以便讓我們能夠做出應戰或逃跑的反應，簡而言之，這會影響到我們的免疫系統。此外，壓力也會使催乳素增加。

當人類面臨人生重大的損失或轉折時——例如被診斷出罹患乳癌，他們的情緒似乎會有一個模式。一開始很可能是震驚和麻木，隨後就是抗拒、慢慢地接受，而在準備放開過去，調整到新生活之前則是沮喪。每個人的情緒強度和週期所需適應的時間不盡相同。事實上，以癌症患者來說，有些人甚至想直接放棄，讓自己永遠處在「絕望的深淵」。

對我來說，當我遇到問題時，我很快就能轉換到「我還能做些什麼」的階段，當然，被診斷出罹患乳癌其中一個挫折就是，根據正統的醫學指出，對於我所面臨的問題，得到的答案是「愛莫能助」。如果你有心臟病，你可以遵循一套飲食和運動計劃；如果你有傳染性疾病，你可以吃藥和多休息；然而，乳癌患者卻被告知沒有其他方法可行，以白話來說就是：一切都太遲了，因為預防乳癌的方法少之又少。

本書之前我提及許多改變飲食和生活方式的重要性，飲食本身除

了有助於你直接地對抗癌症外，它還能提供大腦平衡的營養素，好讓你的心理和情緒健康保持在最佳的狀態。

調適罹患乳癌的壓力

讓我們來探討一些和乳癌有關的情緒問題。有大部分的人會變得很沮喪，特別是在失去一個乳房之後。最近三個癌症中心進行一份研究顯示，有47％的人在被診斷罹患癌症後，他們內心苦惱的程度似乎已達到了精神障礙的程度。之前我很擔心的一件事情就是別人會如何看待我，我想大多數曾經做過全乳切除術的女性都曾經有過這種擔憂，擔心是否會成為別人可憐或取笑的對象？我特別擔心回去上班，尤其是在那種男性主導的工作環境裡。然而，事實上，每個人對我都很好、很貼心與周到。

有時候，當一個妻子或母親被診斷出罹患乳癌後，不久，其婚姻與家庭關係也會跟著出問題。此外，許多婦女在罹患乳癌後，還要試圖接受和面對生活上痛苦的情況，例如破裂的婚姻。以下我將分享一些查令十字醫院心理治療師給我的一些很有幫助的策略。

一開始，我很難克服心理的恐懼去看心理治療師，因為這會喚起我童年時父親在接受精神病學家治療的記憶，還有我和前夫（他也是一位精神科醫師）的那一段不愉快的經歷。當我向我的心理治療師表達我的顧忌時，她很快地就讓我感到放心。她原本在劍橋大學接受外科醫師的訓練，後來成為一位精神科醫師，最後則成為一位心理治療師。她專門協助手足被截肢的患者能由衷接受自己的現況。她向我保證，不管任何情況，她都不會建議使用電休克療法或藥物。

在心理治療師的協助下，我很快就能接受失去乳房的事實。另外，她也協助我化解和接受人生中的問題、人格和對事物的反應。我學到過去未能化解的恐懼、憤怒和罪惡感，這些是一種具有傷害力和負面的情緒。在她的幫助下，我重新審視、解讀或面對那些導致我有負面情緒的過去事件和記憶。遇到某些情況時，我甚至以寫信或打電話給多年沒有交談的人，試圖療癒曾經不愉快的回應，同時卸下我的情緒包袱。然而在某些情況下，這種作法似乎不太可能。因此，唯一的方法就是以全新的視野來詮釋過去，並且接受過去所發生的一切。

我舉一個例子，說明我如何將極為負面的情緒轉化為正面的力量。我的第一次婚姻以離婚收場，這個不愉快和漫長的過程，讓我陷入極大的悲傷與焦慮。我的父親當時生病，我母親為此忙得不可開交，在沒有家人的支持下，我被說服讓我的前公婆來照顧我的兒子，而我和前夫則保持朋友的關係，等到將來我們一切穩定後，我們就可以決定哪種方式對兒子最好。

結果在監護權聽證會上，法官認為我兒子和前夫在一起的時間比較多，基於這個原因，判定我兒子應該留在他熟悉的環境中，而我只能擁有探視權。這真是一件很糟糕的情況，而我最傷心的是，我幾乎和我兒子失去那份連結。在心理治療師的協助下，我最終可以理解為何會發生這樣的情況。當我瞭解事情發生的前因後果後，我變得比以往更堅定我一定要活下去。我決定了，無論什麼時候我兒子想回到我身邊時，我一定會等他因為我深愛他，願意為他付出任何代價。就這樣，我學會將長期以來充滿傷痛和憤怒的可怕情況，轉變成讓我活下來的動力。透過協助，即使是一些最令人痛心的情況，我們仍可以化

解負面的情緒。我發現，即使是在完成心理治療後數個月，其效果仍然可以繼續維持。根據心理健康慈善機構指出，心理治療的效果可以持續好幾年，特別是有助於對過去事件的諒解和接受。

「認知療法」和「觀想」

在心理治療師的協助下，我學會另外兩個對癌症特別有效的應對策略。第一個是「認知療法」。由於我是一名科學家，所以我擁有天馬行空的想像力，而這反而讓我逐漸築起一座巨大的「憂慮城堡」。在面對癌症的過程中，我們很容易對未來產生可怕的想像，認知療法可以教你追溯憂慮城堡背後的緣由，並且看清真相，好讓你可以看到一個更理智、更理性且不再那麼害怕的願景。根據心理健康慈善機構指出，「認知療法」是學習用正面的方式來思考和行動，這是一種行為療法，有助於人們克服負面的想法。我的心理治療師還教我如何變得更有自信，但不具有攻擊性，這有助於我免於受到一些負面情緒的影響。例如，假設你平靜但明確地表達你的擔心或不喜歡的東西，那你就可以避免原本可能會造成的負面情緒。

大多數舒緩壓力的基本技巧為放鬆。首先，關掉電話、門鈴等，好讓你不至於被打斷。然後把燈關掉或拉上窗簾並且躺平，同時確保保暖且舒適。隨後，一步步地放鬆，從腳趾開始、然後到腳、小腿，之後慢慢地擴及全身。重複這個步驟，直到你感到從頭到腳完全地放鬆，市面上有一些這類放鬆法的錄音帶你可以利用。同時，我會用橫隔膜呼吸，這讓我更放鬆。

當我們焦慮不安時，我們的呼吸會變得很淺，而橫隔膜呼吸法可以使你運用到整個肺活量。其方法很簡單，你只要將你的手放在腹部上，確保吸氣和吐氣時，腹部是上下的起伏即可。當你放鬆時，你可以想像自己走在一個美麗寧靜的花園，聆聽四周鳥兒的叫聲，或者走在一個美麗的沙灘上，海浪輕輕拍打著沙灘。你可以購買錄音帶來幫助你想像和放鬆，不過購買前要試聽，不要只是聽信廣告語。

另外，我還有學打坐，現在我平時仍然會打坐。儘管這個方法很簡單，但它可以清除我們心中的憂慮，讓我們更放鬆。我發現一開始打坐很困難，因為我是那種忙碌、停不下來的人，不過，打坐真的去除了我心中的雜念更在工作上對我有很大的助益，特別是在問題的解決上。雖然我沒有練瑜伽，但我認為瑜伽也會有幫助。有許多有力的證據顯示，以上的技巧可以舒緩壓力和改善因壓力而造成的症狀，例如降低血壓。

「觀想」是另一種技巧，有時候會用在癌症患者的身上。觀想包括想像你的身體正在殺死癌細胞，清除身體的有害物，最後想像你已經痊癒，並且再次完整無缺。其中一種觀想的畫面是這樣的：「你的白血球是魚兒游來游去，並且吃掉灰白色的癌細胞，想像你自己在腦海中看到這幅景象。當你可以清楚地看到這個畫面後，想像自己變成其中的一條魚，帶領其他的魚一起投入攻擊。感覺自己就像是一條魚在吃癌細胞。在每次觀想的尾聲，想像你自己很健康，正在從事某種活動。想像這是你生命中最健康的一刻，並且去感受這種感覺。」我發現觀想對我沒有太大的助益，不過有些人覺得幫助很大。

到目前為止，我並沒有提及太多關於我的先生、小孩及母親，原

因很可能是因為當時我一家人都很痛苦，我們不知該如何應對。我母親是一位上了年紀的獨居寡婦，我是她唯一的孩子。在約翰・卡馬克醫師的協助下，我努力陪她度過最艱難的時刻。約翰和當地的牧師給予她很多的協助，同時她也在基督教中找到了極大的慰藉。

一九九三年，當癌症不斷地復發時，我隨時告訴我先生彼得實情，還有，我會盡可能以自然且不引起恐慌的方式告訴我女兒艾瑪實情。此外，我也會「輕描淡寫」地告訴我最小的兒子湯姆實情。當時，我在倫敦接受治療，彼得在諾丁漢工作並負責照顧湯姆，因此，他從來都不曾陪我到診所或接受治療，而且他發現他很難開口和我討論我的病情。彼得在家務、採買和其他事務性的工作上幫助我很多，不過，對於表達出自己內心的感受，他感到很困難。當時我對此感到十分不滿，我將此歸咎於他過度投入於公立學校和劍橋大學的教育。然而，在和彼得深談後我才發現，他之所以有這些反應並不代表他不關心，而是因為他太在乎了。他發現情勢令他感到非常的挫敗，尤其是看到我在接受化療。為了不讓我看到他的痛苦，他寧願不參與病情討論，因為他怕在我面前崩潰。

我之所以開始寫這本書有一部分是為了給像我女兒艾瑪一樣的年輕女性。當我第一次發現癌症時，她年僅十三歲，當時她非常的難過，直到我痊癒時，她已經十九歲了。她是一個非常聰明且有能力的年輕女孩，在校的課業一直都很優秀，特別是數學和科學。在我生病不久前，她是少數幾個被選上代表物理的孩子，他們的責任是在夜間的招生家長說明會上打動那些未來的學生家長們。然而，很不幸的，我的病情影響了她的課業，而且有很長的一段時間，她似乎變成了一

個充滿憤怒的少女。直到最近我才明白她的心路歷程，還有她因為我的病情受了多少的苦。

　　一九八七年，當我首次發現罹癌時，她的乳房正開始發育，然而她母親的乳房卻罹患了致命的疾病。在這之前，艾瑪認為我是那種一切都能掌控、事事都能清楚說明、把事情搞定、讓事情更好的人──很可能比她多數朋友的媽媽更厲害，而她也會把朋友間的許多小問題告訴我。但是，突然間，我的角色從她生命中一個安全的支柱變成了一個無法捍衛自己生命的受害者。面臨如此大的劇變，艾瑪依然堅強且勇敢，她很努力地讓她的生命恢復正常，回到「正軌」上。現在，她的事業很成功，她是倫敦一家充滿朝氣的廣告行銷公司的會計經理。我們深愛彼此，最近我們一起參加一個購物之旅時，我發現好幾次她會不自覺地擁抱我，或者攬著我的手臂。偶爾她會在我面前告訴我當時她有多害怕失去我。

　　艾瑪提供我各種資料幫助我寫這本書，並且給予我鼓勵和支持。我第一次被診斷出乳癌時，我最小的兒子湯姆當時只有六歲，他完全不知道發生了什麼事。一九九三年，我的乳癌在七個月內復發了四次，當時他是十一歲，和艾瑪一樣，他的課業也因此受到了影響。不過，在感情上，他給予我很大的支持，他幫助我很多卻沒有顯露他自己的痛苦。我們可以談論許多的狀況，而且他協助我們其他的家庭成員「療癒」存在於彼此之間的問題。現在他在英國最有聲望的大學學醫，我知道將來他一定會是一位很好的醫生。

　　從這些經驗中我學到，如果你們的關係要經得起癌症的考驗，那麼，瞭解家人所承受的痛苦是非常重要的。每一個人的反應都會不一

樣，他們得接受自己的痛苦、恐懼和擔心你的病情，同時還要協助與支持你。他們因為個性不同，應對的方式也不同。很快地，我學會不要將我的恐懼、感受和擔心轉移到他們身上，因為他們已經夠害怕夠沮喪了。

我學會倚賴那些關心我，但不像家人那麼親近，會將恐懼擴大而陷入無法控制的人。我發現，我的女性朋友、我的牧師茱莉安・雷恩多普、我的前醫師約翰・卡馬克和貝琪・伊森都是我最佳的後援支柱。他們夠瞭解我，給予我關懷和支持，但沒有家庭中那種緊張的氣氛。我有一群女性朋友，她們每個人的工作都很忙碌，不過，她們都輪流撥出時間送我去醫院，並且陪我在那兒接受放療或化療。在某種程度上，她們彼此之間合作無間，盡她們所能幫助我、陪伴我，給予我最妥善的照顧。當她們開口問我可以幫些什麼時，我馬上撇開了典型英國人的矜持和獨立，告訴她們我的需要。

與朋友合作是一個雙向的過程，而且幫助很大。如果你想為罹患癌症的朋友盡一點心力，你可以誠摯地問他們你可以做些什麼。各式各樣的事務性工作——幫忙接送小孩、幫忙採買、陪伴他們去治療，這對罹癌朋友而言意義重大。我舉一些我在倫敦的朋友如何幫助我的例子：我的鄰居埃德娜・路易斯是一位自己開業的建築師，她總是在我需要的時候出現，靜靜地聆聽我的恐懼，或者替我尋求我在當地牧師茱莉安・雷恩多普的協助。在我第五次，也是最後一次復發時，我先生當時遠在中國，她留宿在我家，並且替我接聽電話。另外，她也會陪伴艾瑪和湯姆聊天。維琪・吉頓，一位才華洋溢的室內設計師，擁有個人的事業，她幫了我許多忙，從整頓我的廚房到陪我一起去

理髮師那兒確定我的假髮是否適合我。她還介紹另外兩位朋友給我認識，給予我更多的支援，其中一位莎拉‧史考特是一位退休的社工，她和維琪一樣，也是我的靠山。蘿勃塔‧史達克，一位有才華的藝術家，朱‧西蒙，一位數學講師，他們經常來探視我，並且不斷地支持我，幫我採購。艾莉絲‧坎貝爾，一位卓越的兒童時裝設計師，從她自己的菜園中供給我無限量的有機蔬菜，而且當湯姆在倫敦時，她總是湯姆的避風港。珍妮‧隆和瑪麗亞‧卡爾弗特也經常來看我，帶我出遊，並且給我許多的支持和鼓勵。莎拉‧衛理現在是一位資深的出版商，她常常帶我出門，是艾瑪的第二個媽媽，當我因為脖子上出現一大塊腫瘤而陷入低潮時，她強迫我為自己買一件新襯衫，現在我仍然還保有這件襯衫。莎拉認為她之所以壓著我去買衣服展現自己是要我明白，當我幾乎放棄一絲生存的希望時，其實我仍然還有未來。其他在諾丁漢的朋友，特別是佩妮‧圖帝給予我許多實質的幫助，例如照顧湯姆——讓湯姆經常和她的家人住在一起一段時間。

　　有一些朋友無法適應這種情況，他們沒來探視或打電話給我，直到我恢復健康。這對癌症患者而言是一種常見的現象，你要試著諒解，這些人並非不關心你，而是他們不知該如何面對這種狀況，你千萬不要因為這樣而懷恨在心。當他們覺得可以面對時，讓他們回到你的生命中。我發現在我生病的那段期間，我自己都無法和任何有關癌症的人談話，更別提還和乳癌患者做連結。我內心告訴我，我無法再承受了，並非我不關心他們，而是我必須把癌症此事忘記。有一次，我在工作中和一群朋友共進午餐，其中有一個人提到某位同事的太太罹患癌症，認為我可能可以提供一些協助。然而，當時我並沒有給予

協助或提供建議，只找了一個藉口匆匆離開那個房間。事後，所有的人告訴我他們可以理解。（自從一九九四年，當我第一次意識到我的癌症已經痊癒後，我已經能夠給予其他癌症患者或者是他們的朋友一些建議了。）

當我生病那段期間，我發現繼續工作和休最少天數的病假對我有很大的助益，例如做化療時一個月休四天（兩天醫院治療，兩天恢復身體，以免嘔吐）。這讓我生活有目標，並且可以轉移我的注意力。許多其他罹患癌症的朋友和同事或其伴侶也表示，正常上班有助於面對這種疾病。當然，這要看你的工作性質、工作環境和你的人格特質而定，同時也需要老闆和同事的大力支持。當時英國地質調查局的領導人彼得·庫克（Peter Cook）博士和他的太太諾曼對我很好，經常打電話給我，並且安排晚宴為我加油。而我的代理人大衛·摩根博士不怕麻煩地讓我參與決策。他拒絕進駐我的辦公室，不過會在我離開接受治療的那一段時間坐在裡面，一待就是好幾個小時，做我平日的工作。我桌子底下擺了一大堆的高跟鞋，很顯然地在不小心踩進我的鞋子裡時，他寧願忍受許多人的取笑，也不願請我或我先生將鞋子移開，因為他不想讓我煩心。

此外，英國地質調查局有一位很好的福利部門長官霍華·貝特森，他以前是地質學家，現在是一位令人敬重的神職人員，給予我極大的支持和關懷。希拉蕊·伊森，英國地質調局的新聞官員和珍娜·德魯里——當時我的秘書，她們在那個男性主導的工作環境中，給予我許多女性的支持。我的朋友和同事們經常送花、傳訊息、寫卡片和打電話給我，這些對提振我的士氣非常的重要。當時，這讓我聯想到

彼得潘故事中，如果他們希望她能夠恢復健康，每個人都要大聲喊「小叮噹」的名字。如果你有朋友罹患癌症，那麼，你能夠為他做些什麼事情，你就去做吧！即使只是一張小卡片都好。

對我而言，這整件事情是一個很好的學習經驗。過去一直以來，我是一個高度競爭、野心勃勃的人，因此在我的優先順序清單中，人和關係總是排在第二、三或四的順位。我在罹癌過程中學習讓人們進入我的生命，讓我的生活過得更好且更快樂，而令人驚訝的是，我也因此更成功！

我認為應對癌症最好的情緒方式，可以引用我的朋友也是同事克里斯‧艾文的話做為總結，很遺憾地，他太太諾曼在一九九五年因癌症過世。他說：「在諾曼生病這四年中，我學到了每一個人的反應都不同，沒有所謂對的或錯的方式。有許多人可以提供我們方法，而且有許多人也和我們一樣經歷著相同的事情。這些人可以指出一大堆的應對策略，不過，在這核心之中最重要的就是友誼、坦誠與愛。」

處理壓力的重點

- 不要相信「癌症等於死亡」這句老話。今日，許多癌症是可以治癒的；其他病情則可以長時間控制，而且在這段期間，也許會有新的治療方法可行。
- 不要相信是你自己引發癌症。目前沒有證據顯示，某種特定的人格特質、情緒狀態或痛苦的生命事件會導致癌症。
- 信賴過去曾經幫你解決問題的策略，例如收集資料、與人討論和設法讓自己不失控。如果這些方法都行不通則尋求專家的協助。

- 如果你無法一直保持「正面」的態度，千萬不要因此感到內疚。無論多努力調適，也一定會有低潮期。沒有證據顯示，這些低潮的時期對身體會有負面的影響。但是，如果低潮時刻變得太頻繁或太嚴重時，一定要尋求專家的協助。

- 如果你身在其中感覺會好一些，建議可以參加支持和自助團體。但若有些團體讓你感覺更糟，就別勉強待下去。

- 不要羞於尋求心理專家的協助，這是勇敢而非懦弱的表現，此外，這有助於你更能接受自己的症狀，同時讓治療的效果更好。

- 運用任何可以幫助你控制情緒的方法，例如打坐、冥想和放鬆。

- 找一位你可以問他任何問題，互相信賴與尊重的醫師。在治療的過程中，堅持與醫師建立夥伴關係。治療之前，詢問是否有任何副作用，並且做好萬全的準備，未雨綢繆。

- 不要自尋煩惱。如果最親近的人可以應對這種狀況，那你可以請求他們的協助。如果他們難以應付，那你可以尋求朋友們的協助。如果這些都行不通，你可以撥打相關的求助電話訴說你的恐懼。當你要和醫生討論治療方法時，要求一位親近的朋友陪你同行。研究顯示，在焦慮時，你往往聽不進去或記不住資訊，而同行者則可以幫你記下這些訊息。

- 探索靈性和宗教信仰。這些也許可以讓你得到慰藉，甚至幫助你找到這次生病所賦予的意義。

- 千萬不要放棄正統治療而偏向某一種替代（非正統）療法，特別是那些不合理和荒唐的治療。但是，一定要將飲食和生活習慣改變成本書所提及的重點，如此才能克服你的疾病和治療過程。

生活方式五：避免環境中的有害物質

　　就比例而言，癌細胞相對上比較大。所以，當癌細胞擴散後，它們往往會卡在第一個微血管的網絡系統。因此，肺部通常是癌症擴散最常見的器官。因為血液從身體大部分的器官流回心臟後，會經由肺臟再循環至其他的器官。另外一個癌細胞擴散的常見器官為肝臟，最常發生的情況為腸道方面的癌症，因為從消化道系統出來的血液循環，會先流經肝臟再回到心臟。因此，無論何種類型的癌症情況，我們要盡可能避免癌細胞擴散至肺部或肝臟，特別是乳癌更要注意。於是我下定決心，盡可能避免接觸所有可能會致癌的化學物質。

　　接觸有害化學物質的影響力取決於劑量、時間長度、接觸方式和當時存在的其他化學物質。肺部最主要的任務是將人體運作過程中所產生含有二氧化碳的「舊血」轉換為含有氧的提神「新血」。它們可以處理一些灰塵、顆粒和有害化學物質，然而，假設你使用有害物質殘害它們，就很有可能會引起原發性肺癌，如此一來它們就難以對抗乳癌細胞的入侵，進而很可能會發展成續發性腫瘤。

　　肝臟也是一個神奇的器官，它可以清除有毒化學物質，包括人體本身代謝的物質。另外，肝臟也會製造人體正常運作不可或缺的各種酶和其他化學物質。肝臟會幫我們排毒，並且製造抗癌的化學物質。我的一貫策略是，盡可能攝取優質的營養素，好讓肝臟可以運作正常，並且儘量減少肝臟對食品污染物的負擔，這也適用於皮膚接觸和鼻子吸入的有害物質。

　　其中一種我試圖根除的主要污染來源為菸草的煙。根據統計，在

美國因吸菸而導致癌症的病例就占了大約30%左右。吸菸不只會導致肺癌，它還可能會造成各種類型的癌症，如口腔、氣管、食道、膀胱、結腸、直腸、白血病等。菸草的煙本身就是一種最致命的致癌劑，其中內含兩百種以上的致癌物質。菸抽得很兇的人，其罹患肺癌的風險大約會增加2000%以上。我從未吸菸，因爲我發現多數吸菸的人都有咳嗽的毛病、棕色的牙齒和乾皺的皮膚，更別提還有難聞的氣味，這些都是我敬而遠之的原因，而且我會儘量避免讓自己吸入二手菸。如果有人問我，是否會介意他們在我的面前抽菸，我的回答一定是「會的」。如果你有抽菸的習慣，而且對尼古丁上癮很難戒除，可以用尼古丁貼片或尼古丁口香糖來代替，降低罹癌的風險。菸草中內含最強的致癌因子不在於尼古丁，而是其中的焦油。我不怪那些抽菸成性的人，因爲廣告和形象的影響力促使愈來愈多的年輕人被說服，進而掏出大把的鈔票來養成這個習慣，然而吸菸卻使他們逐漸失去吸引力，而且還可能導致重大疾病。

　　在告訴你如何降低暴露於化學物質中的方法時，我先告訴你有關環境中一些有害的化學物質。許多化學物質的濃度，尤其是內分泌干擾物，事實上可以就它們對乳癌細胞培養的影響力來衡量。其中有許多是脂溶性和經由食物鏈累積的物質，容易累積至牛奶之中。

多環芳香族碳氫化合物（PAHs）

　　主要是因爲其他碳氫化合物燃燒不完全所產生的氣體。由於有許多部分燃燒的過程會產生PAHs，所以，它們可能大量存在於大氣、土壤和環境中其他的來源，包括引擎的排氣、菸草和燒烤食物、煤炭

及木材的煙霧。煤焦油和石油的殘渣，如路面和屋頂的瀝青也含有高濃度的PAHs。許多受到污染的地區，例如老舊的燃料工作站，也都含有高濃度的PAHs。

我們要特別留意這些物質，因為其中有些作用就像是環境內分泌干擾物質，有些則會以其他的方式導致癌症。它們之所以特別危險是因為它們具有相當險惡的化學特性，在環境中很難起化學反應，這使得它們很持久且不易去除。當它們進入人體後，肝臟會試圖除去它們，然而，氧化的PAH代謝物會產生化學反應，並且永久嵌入DNA的結構之中，進而引發DNA的錯誤產生。

它們的名稱之所以很複雜，是因為它們包含多個碳原子環。苯是基本的碳原子單環結構與氫原子連接，進而組合成為PAHs，其本身就是一種非常強大的致癌物質。有些PAH成分，包括苯並芘，其分子含有五個苯環，集中於菸草的煙霧中，是眾所皆知的致癌代謝產物的前體。

在實驗室中，苯的使用有其特殊的限制，以符合健康和安全的規定。因此，我對於人類竟然可以暴露在這個危險的化學物質環境中，感到不解與不可思議，尤其是每當我們為汽車加油或在街上散步，吸入汽車排放的廢氣或自己抽菸或吸入他人的二手菸時。標準的試驗指出，每跑一公里的汽車，其排放的廢氣中就含有10毫克的苯。

戴奧辛

環境中主要的戴奧辛來源為焚化爐燃燒氯化的廢棄物。戴奧辛是含氯工業過程中無意產生的副產品，如焚燒垃圾、化工和農藥製造，

以及紙漿和造紙漂白。戴奧辛污染也和造紙業使用氯漂白和聚氯乙烯（PVC）塑料的製造過程有關。戴奧辛是落葉劑「橘劑」主要的毒性成分，位於紐約州尼加拉瓜瀑布的愛之河和曾經是疏散地的義大利塞韋索，以及印度的博帕爾災難區都有發現戴奧辛的殘留物。

戴奧辛一詞泛指環境中數百種高度持久不易消失的化學物質。其中毒性最大的成分為四氯雙苯環戴奧辛（2,3,7,8-tetra-chlorodibenzo-p-dioxin,TCDD）。此外，戴奧辛這個名詞也可以用於結構與化學方面如多氯戴奧辛（PCDDs）、多氯呋喃（PCDFs）和特定的多氯聯苯（PCBs）相關的族群上。目前已有419種和戴奧辛類型相關的成分被確認，不過其中只有30種被認為具有毒性，而TCDD的毒性最強。

事實上，TCDD是眾所皆知毒性最強的化學物質。根據一九九四年九月美國環境保護署（EPA）的報告指出，暴露在戴奧辛的環境下不僅不安全，而且就美國一般人口的研究發現，戴奧辛和類似戴奧辛的化學物質對人體健康有負面的影響。美國環境保護署的報告證實，戴奧辛對人體有致癌的風險，接觸到戴奧辛可能會導致嚴重的生殖和發育問題。而且戴奧辛會造成免疫系統受損，干擾荷爾蒙的正常分泌。

人類短期接觸到高濃度的戴奧辛，可能會造成皮膚損害，例如氯痤瘡和皮膚變暗不均勻以及肝臟功能受損。長期接觸則可能會破壞免疫功能和生殖力。實驗顯示，長時間暴露於戴奧辛的動物，其結果都產生某些類型的癌症。隸屬於世界衛生組織的國際癌症研究機構於一九九七年二月十四日公佈，毒性最強的四氯雙苯環戴奧辛已被列為第一級致癌物質，也就是「對人類為確定之致癌物質」。

根據美國環保署的健康評估報告指出，戴奧辛是屬於疏水性、脂溶性；在食物鏈上具有生物累積的特性，主要存於肉類和乳製品中。北美一般人食物的攝取量中，每日大約接觸到119pf（微微法拉）的戴奧辛——乳製品和牛奶占34％；牛肉占32％；雞肉11％；豬肉11％；魚肉7％；蛋類3％。英國的牛奶也含有戴奧辛和多氯聯苯。

世界各地的大量工業廢油含有高濃度的戴奧辛，長期儲存這種物質可能會導致戴奧辛排放到環境中進而污染人類和動物的食物。由於戴奧辛很難處理，因此往往會造成環境的污染。

焚燒是目前去除戴奧辛最適用的方法，不過，人類還在尋求其他更好的方式。焚燒過程需要攝氏850℃以上的高溫，而若要去除大量的戴奧辛污染物，則甚至需要高達攝氏1000℃以上的溫度。

多氯聯苯（PCBs）

英文字縮寫PCB是指多氯聯苯，其中包含209種各自具有不同毒性的人造化學物質。它們具有高度化學、耐熱及生物穩定性，是很好的絕緣體和阻燃劑。在一九三○至一九七○年代，多氯聯苯大多使用於加熱或冷卻時的熱載體、電容器及變壓器內的絕緣材料。它不溶於水，易溶於有機溶劑和脂肪，所以也常作為塗料和溶劑使用，它應用的範圍非常的廣泛。然而，也因為其穩定性而促使它們廣泛地分布和累積在我們的環境中。一九七六年以後，美國已停止製造，並且嚴格控制多氯聯苯的使用和處理。

據估計，自從一九二九年以來，人類總共生產了一百二十萬頓的多氯聯苯。到目前為止，其中有31％（三十七萬頓）已排放到環境

中；有4%已進入焚化爐，但願已經被銷毀了。然而，有七百八十萬頓的多氯聯苯仍然存在於我們所使用的變壓器和電容器中，或者送往垃圾掩埋場，這個數量可能會釋放出兩倍以上過去已排放出來的量。

多氯聯苯是經由受到污染的食物和空氣，經皮膚接觸進入人體，特別是含有脂肪的食物，包括牛奶。魚類也有含有多氯聯苯，一九九七年一項魚製品的調查報告甚至指出，魚肝油內含的多氯聯苯和戴奧辛濃度比魚油還高，所以魚肉比魚油更安全。而飲用水的含多氯聯苯量則是最小的。大家心知肚明，幾乎每個人的體內都含有多氯聯苯，包括喝內含多氯聯苯母奶的嬰兒。動物實驗顯示，有些多氯聯苯的混合物製品，會對人體健康產生負面的影響，包括肝臟受損、刺激皮膚、影響生殖力和發育，當然也會導致癌症。另外，有一些多氯聯苯會造成細胞突變，是一種內分泌干擾物，因此，它可能會對人類健康造成重大的危害。

內分泌干擾物（EDCs）

目前許多致癌污染物和仿激素有關，因此它們被稱為內分泌干擾物。由於乳癌和前列腺癌被認為是屬於與荷爾蒙控制有關的癌症，所以內分泌干擾物的影響就格外地重大。

從農藥、塑料和日用化學物品，例如清潔劑，其中內含的仿激素殘留物——包括雌激素，會滲入我們的食物和水中。它們是脂溶性，而且雌激素仿激素對人體具有雌激素的作用，因為人體無法區分哪些是天然的雌激素分子。除了仿雌激素的物質外，其他內分泌干擾物也被認為具有抑制雌激素，模仿或抑制雄激素的作用，而且還可能會模

仿或抑制甲狀腺激素。由於內分泌干擾物是屬於荷爾蒙，因此只要微量就可以造成負面的影響。有機氯衍生物和除草劑具有高度持久性，它們會累積在體內並且代代相傳。

下列物質被世界野生動物基金會和美國環境保護署列為環境內分泌干擾物：

- 持久性有機氯（多氯戴奧辛／多氯呋喃或戴奧辛和呋喃類和多氯聯苯）
- 農藥如DDT、林丹和馬拉松
- 多環芳香族碳氫化合物（PAHs）
- 鉛和汞
- 某些工業化學物質，例如丁苯
- 聚合物，例如聚氨酯
- 磷苯二甲酸鹽（作為增塑劑）
- 烷基酚（表面活性劑或洗滌劑）
- 自然來源的類固醇激素、避孕藥和荷爾蒙替代療法
- 三丁基錫（用途為大型船隻塗層的化學物質，是一種木材防腐劑）

雖然人們很想推斷內分泌干擾物對人類和野生動物的潛在影響力，但由於偵測大部分的干擾物有其難度且費用昂貴因此難以做到。有一些衡量它們在環境和生物樣本中濃度和分布的新方法，事實上是採用生物測定法，也就是取決於這些化學物質對乳腺癌細胞培養的刺激力。

外來雌激素不僅會改變雌激素代謝，而且還可能會在整個細胞週期過程中直接造成基因受損。有些外來激素或其代謝物會產生自由基，或者間接改變DNA結構或功能。

有些研究人員指出，外來雌激素不太會對人體造成傷害，因為我們都有接觸植物雌激素化學物質，人類可能對植物雌激素的傷害已發展出防禦力。要注意的是，持久性外來雌激素和其他內分泌干擾物，比植物雌激素更容易累積在人體組織。在看過一些流行病學和其他研究報告後，我認為植物雌激素具有預防乳癌的作用，而外來雌激素則有潛在的危險性。

然而，情況並未因此好轉。事實上，許多醫生對環境因素並沒有太大的興趣，而且他們對工業、農業或甚至居家環境所使用的化學物品和其對人體的影響不是很瞭解。

根據一九九九年「歐洲環境署與聯合國環境規劃署」發表一篇標題為《存在於歐洲環境中的化學物質：低劑量、高風險》中提到，目前市面上有上千種化學物質，但這些物質對人類或環境的結果或影響我們所知甚少。「歐洲環境署與聯合國環境規劃署」的報告指出，自從一九五〇年代歐洲市場開始推廣這類的化學物品後，這些物質就普遍地存在於空氣、土壤、水域和小溪、河流及沿海岸沉積物中。其中有些物質也受到美國和歐洲法律監督。許多偵測是採取分析水質樣本的，然而，因為許多化合物是脂溶性而不是水溶性，所以，偵測計畫很可能會低估這些化學物質對環境真實的衝擊和實際的含量。這意味著，人類無法有系統掌握許多化學物的環境濃度和分布資料。而且，我們對接觸的方式、它們對環境和人體健康的影響幾乎一無所知。當

這些化學質正在破壞環境或摧殘人體時，我們依然都毫不自知。

　　舉例而言，人們有意噴灑到環境之中的農藥、殺蟲劑及工業製造過程中使用的物質、能源發電所使用的有害有機化學品（如燃燒的化石燃料）等，造成物質都會在環境中累積，進而對人體造成危害。有時候化學物質的排放，甚至會造成重大的事故，例如將戴奧辛排放至紐約州尼加拉瓜瀑布的愛之河和義大利的塞韋索均是。

　　讓我很快地總結，關於我和許多其他地球和環境科學家是如何看待這種現象。

　　地球生物和周遭環境發展出一種相互依存的複雜關係至少有三十五億年之久。而在經過一連串的生物進化過程後，現代人就在地球歷史的最後萬分之一年期間出現（相當於二十四小時間制的最後十秒）。在過去五十多年裡，我們開始大幅地改變存在於環境中的化學分子類型和比例。特別是我們重新配置所有生命基礎的有機化學物質，將它們變成新種的「有機」成分，運用於工業和農業之中。在一些情況下，這些範圍從塑膠類到農藥的新種「有機」物質都有，它們的副作用或代謝物會對生命產生負面的作用。有些化學物質和它們的副作用會導致癌症。特別是那些可能會干擾內分泌系統，影響生理功能，進而引發乳癌和前列腺癌的化學物質。

如何確實避免接觸有害物質？

　　我盡可能在生活上少用人造化學物品。然而由於我是那種一定要化妝的人，因此對於化妝品，我慎選低敏感性的。一九九〇年，美國

有三萬八千名病人罹患與化妝品相關的疾病，其中需要治療的症狀包括接觸性皮膚炎、哮喘及噁心。在所有的病例當中，最極端的症狀為一名婦女的骨髓受到染髮劑化學品的影響，進而造成血小板數下降。

我不使用香水，我只使用無香味的天然香皂和體香劑。我最近看了一下市面上一家聲望很高的公司所製造的一些昂貴沐浴膠的標籤，發現其中在化學成分內容物上確實含有磷苯二甲酸鹽（phthalates），這是影響魚類雌性化的一種內分泌干擾物。倫敦布魯內爾大學教授約翰·桑普特（John Sumpter）的研究指出，苯甲酸（化妝品中常見的防腐劑）可能是一種仿雌激素。所以，使用化妝品和其他產品時：記住要閱讀標籤，而且成分愈簡單愈好。

除了天然的鹽如瀉鹽外，洗澡水中我不加入任何的化學添加物，因為造成問題的來源最終往往是我們最熟悉的人造化學物質。《自然》（Nature）雜誌最近一篇報告指出，經常使用三氯沙（Triclosan）抗菌劑可能會造成細菌突變。三氯沙應用的範圍很廣，包括抗菌香皂、沐浴乳、漱口水、牙膏、塑膠玩具、襪子和砧板。我個人偏好老式天然的香皂，因為這種香皂可以將污垢、脂溶性化學物質和「細菌」包覆後，隨水沖走。

我不使用非自然的春青長駐法，更絕對不會採用荷爾蒙替代療法，特別是無人反對的激素療法。根據報告指出，美國和倫敦診所有一些醫生會提供給他們的患者人類生長激素以防止老化。一九九八年《英國醫學期刊》發表一篇研究指出，癌症患者體內天然激素過高可能會導致提前死亡。另外，運動員和健美選手所使用的生長激素也有一些健康上的疑慮。

目前針對某些特定高濃度的化學物質研究發現，許多致癌劑被確認主要是來自於職業性接觸，例如工廠的工人、畫家、裝潢業和美髮師。其中最危險的化學物質包括苯、甲醛、染髮劑、變壓器內含的多氯聯苯、液壓油、一些塗料和油漆、潤滑劑、一些油墨、黏合劑和殺蟲劑。

我的頭髮有挑染，但是，過程中化學物品並沒有直接接觸到頭皮。我儘量避免染頭髮，尤其是暗沉的顏色，因為某些化學物質若直接接觸到頭皮很可能致癌。建議染頭髮前，可事先和你的美髮師討論，確保他們不使用任何含有致癌物的化學品。

我對治療癌症替化療法中的芳香療法感到質疑。特別是如果你正在接受化療的過程中，你的肝臟已經負擔很重，不但要清除一堆有害的化學物質和死細胞，也要治療在過程中殘留於體內的強效化學物時。皮膚是人體最大的器官，大部分我們擦在皮膚上的物質都會被人體所吸收，然後進入血液。

芳香療法會使用基底油如杏仁油（不會被皮膚吸收）和具有特定效果的稀釋精油（其分子會經由皮膚進入人體）。有些透過皮膚吸收的精油中含有高濃度強效的化學物質，而有許多人更誤以為芳香療法使用的精油是萃取自植物和花朵，所以不具傷害性。在自然界，那些水果、花卉或葉子全都是處於低濃度的狀態。許多所謂的「精」油，並沒有經過科學實驗確定其是否有副作用。目前醫學研究的確發現，樟腦、牛膝和鼠尾草精油，可能會造成嚴重的副作用，例如昏厥；檸檬精油可能會造成腎臟受損；據說可以提振情緒的羅勒精油和龍蒿精油，含有一種名為草蒿腦的化學物，會導致囓齒動物罹患癌症。

倫敦聖瑪麗醫院醫學院藥理學和毒理學的莎隆‧霍普奇斯（Sharon Hopkiss）博士曾經指出，芳香療法中所使用的多數精油都含有極為強效的天然防腐劑。

我開的車子為一九七二年出廠使用無鉛汽油的Land Rover。如果車子有哪個部位壞掉只需換一個新零件就行了，任何汽車製造或內裝噴霧時所使用的揮發性有機化學品早已經消失。即便如此，我還是會儘量少開車多搭乘大眾交通工具。因為即使我們都做好完善的汽車保養，將車子保持在最佳的狀況，汽車仍然還是會排放包含苯等許多有害的化學物質。

不管你是自己或請人為房子上油漆，記住要確保通風良好。此外，新的傢俱、窗簾、室內裝潢很可能是甲醛、苯主要的來源，而許多快乾膠水會釋放出苯，這些都要小心注意。另外，盡可能避免使用氯乙烯（Vinyl chlorides, PVCs）。一九九九年十一月十一日馬丁‧弗萊徹（Martin Fletcher）在《泰晤士報》發表一篇文章，內容指出歐盟委員會緊急禁止任何軟式聚氯乙烯材質的玩具，包括搖鈴和嬰兒奶嘴。因為這種材質內含危險的化學物質如磷苯二甲酸鹽等。因此，八個歐盟國家已禁止使用磷苯二甲酸鹽製造玩具（但英國除外），事實上，磷苯二甲酸鹽的作用是在於軟化塑膠。

如果我的花園中有一些植物奄奄一息，我會順其自然，用廚餘的堆肥幫助它存活，在居家環境或花園中，我都儘量少用化學品。我的花園中有許多不同種的野生鳥類、蝴蝶、瓢蟲、蟾蜍和刺蝟。和其他使用化學品的朋友們相比，我的花園內含的生物更多且更多樣性，這說明了化學物品對動物的傷害力，因此，我們憑什麼認為人類就不會

受到影響呢？之前我們已經探討過農藥和乳癌之間的問題。雖然我知道目前沒有證據顯示有機磷是致癌物質，不過，它們確實會對中樞神經系統造成損害。除了浴羊藥液（殺死羊毛中的寄生蟲）和殺死頭蝨的洗髮精外，許多常見的產品也含有有機磷，其中包括許多殺蟲劑、噴霧劑和治療寵物蝨子或跳蚤的藥劑，包括蚤項圈等，我會避免使用這類的製品。還有，我從不使用頭髮、除臭、清潔和園藝等噴霧劑，因為這些會增加吸入人造化學品的風險。

我的居家佈置會使用木材、玻璃、陶瓷和天然的礦物材質，烹調食物則使用不鏽鋼、琺瑯或強化玻璃材質的廚具，包裝食物則用錫箔紙。我的衣服和家具都儘量選用來自天然的材質，生活上我會盡可能少用塑膠品、人造纖維或其他的化學物品。此外，剛買回來的衣服在穿之前我一定會先洗過，以徹底將內含的防腐劑去除。另外，我會儘量減少去污劑的使用，並且確實把衣服沖洗乾淨。對此，你也許會感到奇怪，一輩子都在化學實驗室從事研究的人，竟然在日常生活上想盡一切辦法避免接觸到這些化學物質。其實，就如同我的許多同事一樣，我對化學品在生物過程中的影響力有著健康上的考量，因此，我會儘量減少暴露於其中的可能性。

如果你攝取優質營養的食物並減少污染物的接觸，你會發現無需對身體或環境使用人工化學品，你的皮膚或整體的外觀就會有所改善。我們都可以降低接觸危險化學品的風險，進而有助於環境，還給大地潔淨的水源和土壤。藉此，我們可以擁有更多有益健康的食物。對大多數的自然科學家而言，這些只是一些基本的常識，而且在日常生活中是很容易執行的。

若要完全消除人造化學品的風險似乎是不太可能，不過，你可以遵循以上的方法來降低你個人的風險，一旦你看到或聽到一些新的美容產品、人造織物或花園噴霧的廣告，在購買之前，你不妨仔細想想自己是否真的需要，可以肯定的是，幾乎大部分的產品你是不需要的。避免使用這類產品的人經常會被某些人視為異類，特別是那些想賣給我們不需要的產品而賺大錢的人。經常和我在一起或到我家的朋友都不覺得我很奇怪——除非我指出不同之處，否則他們並不會留意有哪些不一樣。事實上，大部分的人都說我很正常呢！

第五章和第六章所有提及的重點，都是生活周遭你很容易可以掌控的因素。另外，我經常出國旅行，以下為一些協助你在出國旅行時，如何維持草本飲食方案的小提示。

外出旅行也能保健康

1. 外出旅行時，各方面要保留充裕的時間。不要給自己太多的壓力或因延誤而不悅。如果需要搭飛機，儘量選擇夜間飛行的航班，以減少接觸宇宙輻射的可能性。

2. 帶足旅行期間所需的海藻錠、啤酒酵母和紅三葉草錠的數量，並且隨身攜帶沖泡式的豆奶粉、花草茶包以及足夠的水果量，直到你可以到達目的地補充為止。

3. 搭乘飛機時，事前先訂好素食餐，確保旅行社訂餐時是使用VGML的代號，因為航空公司其他代碼的素食餐含有乳製品。在飛行途中多喝水以避免脫水，你可以使用煮過的水泡自己帶的花茶包。另外，喝啤酒可以幫助你入睡。

4. 搭乘「全面禁菸」的班機或火車車廂。

5. 抵達目的地後，先尋找有販售蔬果的商店，購買每日所需的新鮮食物。記得食用前最好先用煮過的水清洗乾淨。

6. 出發前，先查找一些關鍵字用當地的語言該如何表示，例如「大豆」的法文爲「soja」。手頭上備好一些簡單的用字會讓旅行過程更輕鬆。飯店附近通常會有超市，可以去超市購買生活用品，包括啤酒，這樣就無需在飯店昂貴的迷你酒吧消費了。或是向飯店的服務人員詢問哪裡可以購買你所需的物品。

7. 研究當地的食物以瞭解哪些食物你可以放心地吃，而不會引起過敏等困擾。

8. 告訴所有人你對乳製品嚴重地過敏，堅持不吃任何乳製品（我發現這一點在法國很難落實）。假設你眞的無法做到這一點，你可以將食物上的乳酪拿開，或者刮掉優酪乳或奶油等。

9. 避開所有乳製品。例如自助早餐時，可以改用果汁浸泡穀物麥片。

10. 如果你有時差無法入眠，不妨喝杯熱洋甘菊茶或啤酒幫助睡眠。

生活方式六：充足的睡眠

　　癌症患者常見的問題之一是失眠，近十四年來，我仍然爲此感到困擾不已。就我的案例而言，情況之所以變得更糟，可能和當時我被診斷身患絕症後，醫生開給我幫助入眠的鎮定劑所引起的。

　　除了鎮定劑外，某些草本成分的物質也有助眠的效果，但是，我發現那些對我都不太管用。

我發覺對我有效的方法包括針灸棒，你可以根據說明書上的指示按摩睡眠的穴位。於針灸棒差別就在可以重複使用。

　　我也會聽催眠音樂，這可以在一般的書店和保健食品商店購買。另外，睡前喝一杯豆漿或吃一碗傳統的燕麥粥也可以幫助我入眠。燕麥是治療過動兒的傳統作法，同時有些中醫也會用燕麥來治療對安眠藥物類成癮、以及酗酒和吸毒等其他藥物成癮的問題。

　　一個或兩個晚上失眠沒什麼大不了的，通常很快你就可以將睡眠補足。記住，有些人以為他們晚上失眠，其實，很可能他們是屬於大量的間歇性睡眠。不管怎樣，儘量不要服用安眠藥，因為它們很可能會讓你更難以自然入眠，還會令你感到更焦慮。

生活方式七：運動與陽光

　　專家指出，體重超重或經常久坐不動的婦女，其體內的胰島素值可能會提高，並且增加罹患癌症的危險因子。已經有愈來愈多證據顯示，乳癌和卵巢癌與肥胖有連帶的關係。專家認為過胖婦女體內的雌激素分泌會增加，進而使罹患與激素有關的癌症風險提高。另外，肥胖也被證實是腎臟癌和食道癌的風險因子之一，而臀部大蘋果形身材的人，也已被證實有罹患胰臟癌的風險增加的疑慮。

　　大量的研究顯示，規律的運動（特別是活動量大的運動），具有調節雌激素的效果，進而可以達到預防乳癌的功效。此外，運動也有助於罹患初期乳癌的患者，可以透過提高身體的機能來消弭源於治療的一些負面影響。而內分泌和生殖器官有維生素D代謝受體，具有抑

制某些類型癌症的作用。最好的維生素D來源就是利用陽光照射皮膚來產生。研究已經證實，在美國百大城市中，陽光量是卵巢癌死亡率降低的其中一個因素。研究人員於最近重新審查癌症與維生素D、陽光、紫外線和緯度之間的關係後證實，維生素D確實可以預防某些類型的癌症，包括乳癌和卵巢癌。此外，白天在戶外運動可能效果會更好，試試看將運動列入日常作息的一部分，每日疾步30分鐘，有益你的身心健康。

生活方式八：
激素、口服避孕藥和荷爾蒙替代療法的影響

激素造成婦女乳癌風險提高最有力的證據為使用己烯雌酚（DES）——在過去，有些醫生會給予孕婦高劑量的己烯雌酚，結果造成這些婦女的女兒罹患陰道和子宮頸癌的機率增加，而且母親本身罹患乳癌的機率也相對提高35％。然而，DES對身體所造成的危害是花了將近二十年才逐漸浮上檯面。米勒和夏普得出結論表示，其他藥物性質的激素和罹患乳癌的風險有連帶的關係，而且，他們提出激素與癌症進展之間的證據令人不得不信服。

目前，美國和其他國家的口服避孕藥（OCs）有兩種類型，最常見的處方口服避孕藥即含有兩種天然合成的雌激素。

美國另一種類型的OCs稱為小藥丸，其中只含有孕激素。小藥丸在避孕方面的效果不如上述綜合的避孕藥，所以醫生通常較少使用。

根據醫學研究顯示，女性生殖器官方面的癌症，有時是取決於發

育和生長中所分泌的性激素，因此，過去三十年來，醫學研究人員將重點放在使用避孕藥的婦女身上。雖然結果並非全都一致，但關於避孕藥和某些特定癌症方面仍有眾多相關的數據。然而，一項新的研究顯示，曾經使用過避孕藥的年長婦女，其罹患乳癌的風險似乎並未比沒有使用過避孕藥的婦女高。《英國醫學雜誌》指出，已有愈來愈多的證據顯示，這兩者之間並沒有連帶的關係，不過，研究人員提醒，新結果的研究對象年齡是介於35—64歲的之間。

在西方工業化國家，許多正統的醫生認爲，停經後體內雌激素分泌變少，是造成五十歲以上婦女罹患骨質疏鬆症和其他症狀的主要原因之一，而最簡單的治療方法就是荷爾蒙替代療法（激素替代療法）。但是，很快地，它就成爲造成子宮內膜癌風險提高的危險因子。隨後，這類的治療改用含有雌激素和孕激素藥錠來取代。最近這類產品的一項研究已被終止，因爲根據最新的結果指出，這類治療會增加乳癌、冠狀動脈心臟病和中風的罹患風險，數據分別爲26％、23％和38％。

生活方式九：乳癌對懷孕的影響

年輕婦女在尚未成家前被診斷出罹患乳癌後，通常對於未來是否生育的問題都難以做決定。因爲這和雌激素濃度及癌細胞生長因子有非常密切的關係，雖然，有一些研究已經證實，已成功治癒乳癌的婦女，懷孕並不太會增加她們復發的風險。但仍有許多醫生建議乳癌存活者應儘量避免懷孕。事實上，最近一些研究的結論並不支持目前

醫界建議成功治癒乳癌的婦女等待兩年後再嘗試懷孕，除非她們正在接受其他治療，或者還有其他全身性的疾病。該研究作者指出，有局部性疾病的婦女，在完成治療六個月後懷孕，並不會降低其存活的機率。但切記最好與自己的醫生討論復發的風險。在某些情況下，諮詢專家可以釐清婦女對於懷孕和乳癌存活率等一些複雜的問題及心中的疑慮。

生活方式十：人工流產與乳癌的關係

　　流產分為兩種類型：婦女自己選擇終止妊娠過程為人工流產，另一種則為自然流產。目前沒有證據顯示乳癌和流產有連帶的關係。以人工流產為例，丹麥針對一九三五年至一九七八年出生的婦女進行一項大規模的研究發現，許多證據顯示，人工流產並不會影響婦女罹患乳癌的機率。而另外兩個小型研究也有類似的結論。根據美國研究協會的科學證據指出，目前，並未有證據顯示人工流產和乳癌有連帶的關係。有人說，人工流產易罹癌的觀點很可能是來自反對墮胎的宗教人士或基於道德上的理由。

- 科學證據顯示，癌症患者若食用人工合成的維生素和礦物質，可能會造成許多問題。建議癌症患者可以藉由補充錠如海帶、啤酒酵母等，攝取天然的微量營養素，最重要的還是養成攝取大量有機蔬果的健康飲食習慣。須注意的是，使用鈣質營養補充品很可能會引發其他的某些症狀。

- 用塑膠袋包裝食物可能會滲漏出有害的化學物質，進而在我們體內的累積脂肪。所以最好盡可能用老式的牛皮紙袋來裝食物。

- 盡可能不要食用速食和便利食品，試著學習烹調健康的料理。

- 盡可能減輕壓力。科學證據顯示，壓力對生理有不良的影響。減輕壓力的方法包括冥想、放鬆和觀想。有些癌症患者則可求助於專業的輔導員或心理專家。

- 千萬不要自我懲罰。有些人認為他們之所以會罹患癌症是因為老天爺的懲罰，但切忌此事毫無證據可言。幾乎所有的癌症，包括了乳癌和卵巢癌的形成原因都有一個合理的解釋，那就是本書中所討論的因素。

- 事實上，許多醫生對於消費產品內含的化學物質，以及食物、飲水和空氣被污染對人體所造成的效應並沒有什麼的興趣，因此患者要自求多福，學習如何減少接觸這類的物質。

- 有愈來愈多的證據顯示，肥胖和乳癌及卵巢癌有連帶的關係。

- 白天的戶外運動可以提高體內維生素D的含量，維生素D有助於身體預防乳癌和卵巢癌；其他類型的運動，如瑜伽或太極也有助於調適壓力。

- 目前沒有一致的證據顯示女性避孕藥和乳癌有連帶的關係，不過，避孕藥似乎可以預防卵巢癌。但是，荷爾蒙替代療法與乳癌及卵巢癌的發生率有顯著的關係，所以採用大量植物雌激素的飲食法來降低更年期的症狀是最好的。另外，一些證據顯示，長期接受不孕症治療的婦女，其罹患卵巢癌的風險也會相對的提高。

- 雖然有些研究證實，在對抗乳癌成功後，懷孕幾乎不會增加復發的風險，然而，在準備懷孕前，婦女最好還是先和醫生討論其復發的可能性。在某些情況下，建議諮詢有助於婦女瞭解母職和乳癌存活率等複雜不確定性的問題。

- 就目前為止，沒有科學證據表明人工流產和乳癌及卵巢癌之間有明顯的因果關係。

CHAPTER 7

從西方到東方的反思

在本章中，我將解釋為何我們的「制度」無法保護我們，甚至沒有告知我們許多原本可以避免罹患乳癌和前列腺癌的危險因子。這些都說明了為何我會下結論表示，婦女的健康絕大部份必須仰賴自己，妳的生命真的是掌握在自己的手中，知識會讓你更有力量。本書提供的證據和科學見解，目的就是要降低個人和整個社會的風險。最後，我將列出十大黃金守則供你參考。

　　我自認為在本書中提出了一些讓人信服的證據——關於導致乳癌和前列腺癌的可能原因，同時也發展出一系列改變飲食和生活方式的方法，以大幅降低這些疾病的威脅。

　　但有一件事情仍然令我感到十分困惑與不安。

　　你剛看過的所有資訊、科學實驗、流行病學、調查和研究都曾經在被備受推崇的同行評議科學期刊中發表過，而且有許多資訊已有數年，甚至數十年之久。

　　但為何我們都沒有被告知呢？

　　身為一位科學家，我閱讀的資訊很廣泛，包含大量綜合的科學期刊，還有我自己專業領域的期刊。平時我也會看報紙、看電視節目，正如多數人一樣，吸收最新的資訊。然而，在尚未罹患乳癌之前，我從未聽過任何一些這方面的重要訊息。

　　為什麼沒有這些訊息呢？

　　事實上，媒體擁有乳癌方面詳細的資料與報導，不過，大多不是過於簡化就是無科學根據或自相矛盾。我從未看過任何提及反對乳製品或任何有關內分泌干擾物的報導。這些與哪些人有關呢？為何有關當局沒有對此採取行動呢？

　　讓我們來看看，在涉及其他商業產品的情況下，我們的健康如何受到影響。

　　許多西方飲食的元素是導致疾病的肇因，例如奶油、乳酪和肉類中的高膽固醇和三酸甘油脂，長久以來被認為與心臟疾病有關。然而，一般大眾卻從未被明確地告知其中相關的風險。近期中國的研究結果顯示，即便只是攝取很少量源自動物性的食物，血液中的膽固醇

濃度就會大幅地升高。也就是說，葷食大幅提高罹患慢性退化性疾病的風險（心血管疾病、糖尿病和一些癌症，包括乳癌和大腸癌等）。他們留意到在西方，減少脂肪攝取量的方法是靠使用低脂食物（如低脂乳製品、瘦肉和減少添加油脂等），另一方面，提倡攝取蔬果穀物的建議似乎起不了太大的作用，雖然這些食物都含有預防慢性退化性疾病的各種成分。有鑑於這些重要訊息被大幅篩選及扭曲，科學家推測其中的原因很可能是因為食品工業團體的遊說壓力，影響了媒體和相關的官方政策。我不得不承認，這似乎是最有可能的解釋。

此外，在預防疾病的方法上，我們並未做好推廣，反而繼續使用藥物、手術或其他昂貴侵害性的方法來治療疾病或抑制症狀也是原因之一。在推廣飲食和生活方式如何對我們的健康造成影響上，在這方面我們的成效不彰——或者根本無效，而這往往和我們並未被正式地明確告知如何改變我們的行為有關。

這整個作法可以避免與特殊利益團體產生對立，並且使各種產業繼續獲利，例如農業、農業化學製藥業、食品工業、製藥研究、製藥廠和醫療設備等。然而，明確地溝通出他們已知的事實，讓人們自行做選擇並達到預防疾病的效果，這樣不是會更好嗎？創造更多社會福利和環境部門的就業機會，例如生育保健、有機栽培農作物、擁有更多關心健康教育的專業人員、多一點疾病預防和宣導人員，少一點配藥人員，這樣不是會更好嗎？

醫療制度的問題

　　我相信大部分的問題是在於那些政治人物缺乏真正的科學知識。因為，很少有政治家是科學家出身。他們多數擁有法律、政治或經濟學位，關注的議題也都傾向於經濟競爭的優勢，而不是在於全民健康或環境的議題。創造財富似乎比生活品質更為重要，我猜，這其實反映了大多數選民的意見。

　　多年前，國會議員們面臨了一件棘手的問題。當衛生局局長愛德溫娜‧柯瑞（Edwina Currie）基於大眾健康的考量，在發言中告誡人們雞蛋受到沙門氏菌污染的危險時，就是一件備受矚目的完美例子。由於她的直接與直言不諱，導致她立即被解雇。然而，大眾與媒體都不想看她失去工作。事實上，幾乎所有的人都稱讚她的勇氣，但是，因為她激怒了一群龐大的利益團體，最後依然不得不下台一鞠躬。

　　當然，政治人物的政績和風評一樣，因此，我們通常得不到完善的服務。在英國，其中二十位資深的常任秘書長中，沒有任何一個人具有科學相關的背景。我見過多數的資深行政公務人員，大多是老一輩的歷史學者或古典學者，畢業於牛津或劍橋，對任何科學方面的知識一知半解。就我個人的經驗而言，我曾經見過一些服務於能源部門的資深行政公務人員，他們連焦耳（能量或功的單位）是什麼都不知道，而有些關注煤礦的官員，他們卻連採礦業最基本的專有名詞都沒聽過。

　　我記得，有一次和倫敦帝國學院資深的英國科學家珍妮‧沃森（Janet Watson）教授出席政府部門的一個會議。珍妮的天賦過人，

可以一眼指出問題的癥結所在。當我們離開後,她表示她的隱憂——關於「相關單位」處理科學和技術的議題。我記得她說:「麻煩的是,他們根本不知道有哪些是他們不知道的。」

另外,科學愈來愈商業化,這往往也是一大限制因素。在英國,有許多前科學公職人員現在都在私人的研究機構從事研究,並且爭取私人企業更多的贊助經費。大學方面的研究情況也一樣,由於一九八○年代以來,各大學每名學生的研究基本資助經費有明顯逐漸下降的趨勢,例如在英格蘭和威爾斯平均每位學生的經費支出大約減少了一半左右。因此,各大學有大部分的研究期刊和研究生目前都是由工業和商業利益團體直接贊助,而在美國也有相同的情況。

許多行業之所以贊助大學的研究經費,其實那是一種策略,目的是要減弱對他們相關產品不利的研究結果所造成的衝擊。證據最多的例子為菸草公司誤導大眾對吸菸的相關風險,菸草業將他們的研究結果保密。其實早在一九六○年代初期,他們就已發現尼古丁會使人上癮,並且可能會引發癌症。然而,為了保護其商業利益,他們與英國和美國各大學簽訂合約,贊助特設的「公共科學」,並研究找出菸草較好一面的證據,然後利用此證據來製造「所謂的」吸菸有害健康是沒有根據的爭議。當時這項研究經費來源並未公開,直到一九九四年這些詳情公諸於世後,菸草公司才運用其產業所有的強大武器,企圖禁止研究期刊發行。其中包括試圖阻止大學圖書館將這些文件歸檔、從圖書館資料庫中獲得所有參考過相關文件的讀者名單,並且利用政黨的影響力,想盡一切辦法切斷這類學術的研究經費。

事實上,政府贊助的研究,應當要符合大眾的利益,免費提供給

所有的人（雖然很多時候似乎也只是一種政治工具）。如果該研究是支持現有或即將提議的政策，那麼該研究報告就會公諸於世，然而，如果不是，那麼其研究結果很可能就會遇到以下的情況：

- 沒有新聞稿或記者招待會
- 沒有正常管道的期刊發表
- 只有少量的文字稿複本
- 發佈時間剛好都在星期五或假日的前一天

狂牛症危機就是一個典型的例子。關於公共利益科學如何被隱瞞、扭曲或誤傳的原因，其中包括「科學」會議保密、發表偏袒的研究結果、隱含威脅未來的研究經費和誹謗或批評任何相關的科學家。根據美國康乃爾大學科學和技術研究教授席拉·傑森諾夫（Sheila Jasanoff）指出，「這個消息之所以令人震驚，不是因為英國的主食牛肉可能受到致命的污染，也不是因為這種庫賈氏症是不治之症，會造成可怕的死亡，而是因為自從一九八八年以來，政府和其顧問曾多次聲明牛肉的安全性，並且一再地陳述表示，狂牛症不可能會傳染給人類。假設政府官員故意誤導大眾，那麼我們又憑什麼相信他們現在所說的任何事情呢？」

由於發生像狂牛症這樣的危機案例，因此，科學家們受到政界人士和大眾不公平的指責，使得他們愈來愈擔心在英國的形象欠佳。對此，唯有官方政策透明化，他們才有可能挽回形象。當科學家們秉持坦白、直接和公正的原則時，他們才有可能重新贏得大眾的尊敬。

另一方面，臨床醫生要更留意飲食、生活方式和環境等議題。事實上，我知道許多醫生的飲食並不健康，這意味著他們本身並不知道營養的重要性。讓我來談談約翰・卡馬克的故事。約翰被我的發現打動，他介紹許多他的乳癌患者，包括他女兒的一位密友與我聯繫，強烈建議他們遵循我的忠告。然而，他自己卻難以身體力行。他的飲食是傳統的西方飲食，只吃少量的蔬菜，他拒絕吃任何十字花科蔬菜，我曾經說服他吃下的綠色蔬菜是豌豆。漸漸地，他罹患了一系列的退化性疾病——糖尿病、關節炎、冠狀動脈心臟病，並且做了心臟繞道手術，最後死於肝癌。為了要應付他的症狀，他服用愈來愈多來自他口中所謂的「各個領域頂尖專家」所開的處方藥丸，以治療他的疾病。紅酒是他唯一會用來幫助心臟健康所喝的飲料，因為西醫相信這樣的作法有效。後來當他願意聽我的勸告時，一切都已經太遲——雖然在他去世不久前，他開始喝了果汁和豆漿。我還記得，當他做完心臟繞道手術後，我到醫院探視他，當時護士問他要喝什麼果汁時，我慫恿他選擇柳橙汁，不過他卻喝了一大杯的牛奶。最後，他死於肝癌，就在他做完心臟繞道手術後的六個月。

在我那些醫療專業人士的朋友群中，似乎很少人瞭解食品化學，而且，我經常看到查令十字醫院的顧問和年紀較輕的醫生購買垃圾食物。在我印象中，他們都很忙，沒有時間可以好好吃頓午餐，可能是因為工作時數過長且壓力大。就我的觀察告訴我，大多數的醫生都沒有意識到我們所攝取的食物、環境中的化學物質和乳癌及前列腺癌之間的關聯性。相反的，他們多數的知識是一些基於不斷發表的新藥和治療程序的文獻。我期望這些忙得不可開交的臨床醫生，可以看到我

所發現關於乳癌所有的科學文獻似乎是不切實際。不管怎樣，假設我的見解是正確的，我們知道了導致乳癌的原因，那麼接下來，我們真的會因此改變我們的行為嗎？還是我們仍然會逞口腹之慾，照吃不誤，接著卻期望醫生來為我們收拾殘局？經驗告訴我們，抽菸就是一個最好的例子。有些人儘管知道風險仍經常抽菸，之後卻期望醫生來治療他們各種類型的癌症，包括肺癌和其他因抽菸而造成的疾病。

「乳癌和前列腺癌之所以成為流行病究竟是誰要負的責任呢？」我的答案是，大家都有責任，特別是社會上一些受過高等教育的女性和男性。同時，我也認為每個人都必須先從自己做改變，從而降低個人與社會罹患這些疾病的風險。

生命掌握在自己的手上

由於身處在一些特殊的環境中，我才能集結許多研究的片斷找到導致乳癌和前列腺癌的原因，並且開發出預防和治療的方法。這其中包括我在中國和韓國的工作經驗，以及與日本、臺灣和泰國同事的交流。此外，我很幸運拿到中國癌症死亡率分布圖，並且有機會和中國及其他東方科學家的同事們交流。這一路走來，我很感恩還好我受過科學訓練並經得起疾病的考驗，使得自己終於找到治療的方法能痊癒。即使是有關使用牛隻生長激素以增加產乳量的爭論，也幫助我更加瞭解牛奶內含的化學物質。

時間點也很重要。我很幸運在香港、北京和首爾尚未深受西方飲食影響之前造訪這些地方。假設我是最近才到這些地方旅行，那我

一定無法分辨東方和西方飲食在傳統上的差異。過去，我總是很享受在中國、日本或韓國吃東西，因為那兒的食物對我而言很安全，我完全可以放心。然而，當我再次造訪中國和韓國，看到當地人購買大量的西方垃圾食物，特別是年輕的一代，他們被廣告和行銷打動，有愈來愈多的東方人會吃鮮奶油布丁，飯後會吃巧克力、咖啡加鮮奶油作為甜點時，我開始有些擔憂。以前我很喜歡在北京購買食物和吃東西，不過，上次我去北京一間我最喜歡的超市時，我發現到處充斥著西方的垃圾食物，使我連要買一瓶豆漿都要找上半天呢！去年我而到香港，發現在我住的酒店附近竟然很難找到正統的中國食物，由此可知，難怪東方國家乳癌和前列腺癌的發生率正不斷地上升。

在這本書中，我提供一些降低乳癌和前列腺癌風險的資訊，然而，唯一永久解決導致這些疾病的禍害——西方飲食，就是改變我們的生活方式。我們要更警覺與更敏感，因為我們所選擇的生活方式對我們的健康、我們身邊的人，以及我們的地球所造成的衝擊都很大。讓我引述倫敦大學麥克麥可（McMichael）教授和劍橋大學波爾斯（Powles）博士最近發表於《英國醫學期刊》中的一段文章：

就全球整體面而言，我們目前的經濟人口規模和物質需求度已大到了破壞生物圈的生命維持系統。這個系統提供穩定、再生、有機生成、淨化和循環的自然過程，好讓我們的先人可以在少污染和少破壞的世界中盡情地享用。然而，我們的世界已不再是如此，我們正在改變大氣成分的氣體；各大洲土壤生產淨值愈來愈少；海洋漁業過度捕撈；仰賴灌溉的農業嚴重缺水；而且全球物種的總體率和許多當地的物種正以前所未有的速度滅絕。同時，環境污染增加，特別是城市中

的空氣污染更加劇了對健康的危害。

作者也提到農業產業化需要用到多種化學物質，以增加農作物、牛奶和肉類的產值，然而，如果我們沒有針對每項產品和其組合做好完善的風險分析，那麼，將來我們很可能就要面臨生物基因突變的情況，他們得到的結論是：

總體而言，眼前威脅我們更大的潛在因素不是人口量的增加，而是高度的人爲環境破壞，換言之，當今富裕國家的一般生產和消費模式，均對環境造成了重大的傷害。最近專家估計環境「全成本會計」指出，目前世界人口對地球資源的需求量已經超過我們居住的星球可以承受的能力三分之一左右。

「生命地球指數」是首次有系統地嘗試將人類活動對大自然的影響量化，其中包括森林生態系統、淡水生態系統和海洋生態系統。報告顯示，至一九七〇年到一九九五年間，指數下降達三成以上──這種下降率使我們的地球面臨了無法永續發展的壓力。

因此，我們要轉變，將重點放在其他類型的福利而非收益上，特別是儲備人類的資源，加強人類對健康的重視，不分貧富貴賤，如果我們想創造人類最大的福祉，同時將人類對地球造成污染和傷害性的資源消耗程度降至最低，這一點尤其重要。

他們的大意是，如果人類要健康地永續生存，我們必須就改變我們的價值觀，重視人類福祉而非物質至上。我們需要更加看重優質食物、教育、藝術和以人、友誼、社會互動和健康爲主的美麗未受污染的環境，而不是「物質」。

回顧過去，我意識到我的飲食和生活習慣從一個中產階級、野心

勃勃事業心強的西方婦女，轉變為偏向傳統東方婦女的飲食、生活方式和價值觀。所以，以下是一些簡單又實用的守則，可以協助於我們降低罹患乳癌和前列腺癌，以及其他非傳染性或退化性疾病的風險，同時改善我們的健康。

我的十大黃金守則

1. 既然要花錢，首先以優質的食物原料為優先考量。盡可能遵循草本飲食方案，並且隨時隨地做好支付購買有機產品額外花費的心理準備，或者自己種植有機蔬果。我們可以藉此傳遞給政府和食品工業，優質產品被人們所需要的明確訊息。另外，儘量避免到那些鼓勵人們購買廉價商品的超市。

2. 只吃適合人類食用的食物。最重要的是，遠離乳製品，那些食物主要是給犢牛、山羊或小羊吃的。另外，不要食用沒有營養或食品加工改造過的食物，包括含有人工化學添加物如色素、人工香料、防腐劑、乳化劑或經過化學改造的食品，例如被氫化的油脂。**不要被廣告和行銷迷惑，要將事實和「含糊之詞」區分開來，隨時保持警覺，檢查商品標籤和資訊。**

3. 既然要花時間吃，首先以全營養的優質膳食為優先考量。努力賺錢以獲得物質上的生活享受和將時間都花在施展職場上的雄心抱負，這兩種因素很可能是造成職業婦女乳癌發病的根本原因。

4. 關心我們的環境，並且採取改善的行動。目前我們的環境採用許多化學物質，光靠個人的力量改善效果微乎其微。不過，我們可

以運用群體的力量，降低某些物質對環境的衝擊，例如減少使用香水和化妝品、軟質塑膠、洗滌劑、家用清潔用品、園藝方面的化學品和人造纖維等。還記得當時我們如何被推薦使用一些「神奇」的化學品如DDT和多氯聯苯嗎？如今，這些化學品卻對人類健康、動物和環境造成嚴重的傷害，問題持續至今仍然存在。因此，難保我們目前所使用的化學品，未來的科學家們不會提出類似的質疑？所以，我們要強烈地要求流行病學在環境、營養和人類健康的預防醫學方面做更深入的研究。

5. 試著理解基本的科學知識。通常科學家們是直接或間接地在花用你的錢做研究，所以，瞭解他們的工作內容很重要。藉此確保科學家們能為社會做出更多的貢獻。你可以透過問問題來讓自己更瞭解科學，如果有任何不明白的地方，千萬不要因為不好意思而不敢再問，你一定要打破砂鍋問到底，直到得到滿意的答案為止。如果一位科學家無法解釋清楚他的研究，記住，那是他們的問題，不是你的問題。很多婦女們，往往一提到科學就舉雙手投降，並且承認自己對科學一無所知。但，要記住的是多參與科學的研究方向有助於保障社會的福利，**我們要隨時留意最新的資訊，確保科學是在為人類創造福祉，而非帶領人類走向絕境。**

6. 學習基本的解剖學，並且每個月至少做一次乳房自我檢查。閱讀人體方面的叢書來認識自己的身體，並且請教護士如何為自己做徹底的乳房自我檢查。每個月在生理期過後，最好進行一次自我檢查，並且留意身體的外觀或觸感。如此，當異狀產生時，你才能及時發現並處理。尤其是四十歲以上的婦女，要特別留意，最

好每年能安排一次到婦女門診中心，請醫生或護士為你做乳房的詳細檢查。

7. 假設出現最糟糕的情況——你被診斷出罹患乳癌，那你一定要運用手上所有的工具來反擊。確保自己是在卓越正統的醫療中心接受治療，擁有專業的癌症團隊，包含外科醫師、放療治療師和化療治療師。與醫生合作，做一個積極參與的患者來克服疾病，而不是一個被動的受害者。

8. 遵循我的飲食和生活方式的建議，目的若是盡可能避免接觸人造化學物質。這其中包括減少使用醫師和藥劑師的處方用藥量。醫師開給你處方藥或建議你服用某些藥物，你一定要要求醫師詳細地告知你這些藥劑的用途和副作用。唯有當你得到滿意的解釋，且瞭解別無他法時，你才服用這些藥物。若你的醫師無法解釋那些藥劑的用途，而且無法提出該藥劑成功及失敗的過去案例，那你則要抱持著質疑的態度。

9. 運用冥想、催眠、觀想和瑜珈來調適情緒上的壓力，盡可能找出對自己最有效的方法，你可也以試著尋找諮商專家的協助。除了正面思考，重要的是要藉由調整飲食和生活方式來改變體內的化學反應。多和朋友及家人溝通，容許他們進入你的生活協助與支持你，不過，如果他們難以面對你的狀況，你要諒解他們心中的苦惱。原諒他們，並且容許他們在準備好要回到你的生命時，張開雙臂迎接他們。

10.乳癌並不等於宣判死亡。時時刻刻提醒自己，即使是乳癌末期也可能會痊癒。相信我，我就是過來人。

結語

知識就是力量。在這本書中，我以科學家和乳癌五次續發患者的身份，分享我在乳癌方面獲得的知識，讓所有的婦女更懂得如何面對乳癌。

在我初次被診斷罹患乳癌之前，我是個事業心很重的婦女，擁有物質上的享受，即使如此我還是會留一些時間陪伴我的孩子。除此外我也是一個「時尚品味」出眾的母親與妻子。由於看太多食品業的宣傳文宣，完全不注重營養，飲食方面也全依賴廣告和行銷所推薦的健康食物，但都是低脂、高纖及大量的乳製品，例如乳酪和優格、乳牛的肉類、大量奶茶、市面上的柳橙汁等。我也會吃大量的水果和穀物，不過沙拉或蔬菜量偏少。其他的營養不足之處，我只用攝取維生素C和綜合維生素與礦物質來應付。

現在我會更善待自己與他人。不管時間有多趕，飲食有多簡單，我都要確保餐餐是基於營養價值為考量。我現在會多花一些時間與家人和朋友相聚，而且，不可思議的是，我的事業和生活似乎比以往更成功。我不再是一位「時尚潮流的受害者」，我盡可能避免貪圖物質上的享樂。

另一方面，我愈來愈關心環境和美麗藍色星球──地球，永續存活的議題。乳癌改變了我，讓我從一個沒有安全感和非常相信官方說詞的女人，轉變為一個更堅強且勇敢做自己的女人。

是它讓我有機會停下來，聞到野玫瑰的花香……

國家圖書館出版品預行編目資料

乳癌與牛奶 / 珍.普蘭特(Jane Plant)著；郭珍琪譯. -- 三版. --
臺中市：晨星出版有限公司, 2024.08
面；　公分. --（健康與飲食；161）
譯自：Your life in your hands : understanding, preventing and
overcoming breast cancer
ISBN 978-626-320-894-0 (平裝)
1.CST：乳癌　2.CST：健康飲食

416.2352　　　　　　　　　　　　　　113009941

健
康
與
飲
食
161

【暢銷紀念版】
乳癌與牛奶

作者	珍·普蘭特 Jane Plant
譯者	郭珍琪
主編	莊雅琦
執行編輯	張雅棋
網路編輯	林宛靜
美術排版	曾麗香　劉容瑄
封面設計	賴維明

線上回函
填寫加入會員

創辦人　陳銘民
發行所　晨星出版有限公司
　　　　台中市407工業區30路1號
　　　　TEL：（04）2359-5820 FAX：（04）2355-0581
　　　　行政院新聞局局版台業字第2500號
法律顧問　陳思成律師
初版　西元2011年8月31日
二版　西元2020年9月1日
三版　西元2024年8月15日

讀者服務專線　TEL：02-23672044 / 04-23595819#212
　　　　　　　FAX：02-23635741 / 04-23595493
　　　　　　　E-mail：service@morningstar.com.tw
網路書店　http://www.morningstar.com.tw
郵政劃撥　15060393（知己圖書股份有限公司）
印刷　上好印刷股份有限公司

定價350元
ISBN 978-626-320-894-0
YOUR LIFE IN YOUR HANDS: UNDERSTAND, PREVENT AND
OVERCOME BREAST CANCER AND OVARIAN CANCER by JANE
PLANT
Copyright: © Jane A. Plant 2000, 2003, 2007
First published in hardback in 2000 and paperback in 2001 by Virgin
Publishing Ltd
Updated edition published in paperback in 2003 by Virgin Books Ltd
This English edition published as Your Life In Your Hands: Understand,
Prevent and Overcome Breast Cancer and Ovarian Cancer in 2007 by Virgin
Books, an imprint of Ebury Publishing. a Penguin Random House Group
company.
This edition arranged with Ebury Publishing through BIG APPLE AGENCY,
INC. LABUAN, MALAYSIA.
Traditional Chinese edition copyright: 2024 MORNING STAR PUBLISHING
INC. All rights reserved.

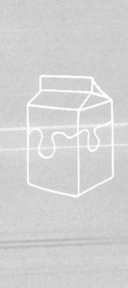